Dietmar Krämer

Neue Therapien mit Bach-Blüten 1

Beziehungen der Blüten zueinander
Innere und äußere Blüten
Auswertung anhand der zwölf Schienen

Ansata-Verlag
Paul A. Zemp
Rosenstraße 24
CH-3800 Interlaken
Schweiz
1989

Erstveröffentlichung 1989

Umschlagbild: Robert Wicki
Satz: Jung, SatzCentrum, Lahnau
Druck: Kösel GmbH, Kempten/Allgäu

ISBN 3-7157-0125-0

Inhalt

Für Manuel

Vorwort

Mit der Veröffentlichung von Dr. Edward Bachs *Heile Dich selbst* begann 1931 eine neue Ära in der Geschichte der Medizin. Dennoch erging es Edward Bach wie vielen anderen genialen Entdekkern: Seine neue Heilmethode blieb für die nächsten Jahrzehnte nahezu unbekannt, trotz großer Erfolge, die er und seine Nachfolger zu verzeichnen hatten.

Erst 48 Jahre später erschienen die beiden Bände *Heile Dich selbst* und *Die 38 Heiler* von Edward Bach, zusammen mit Wheelers *Bach-Blumenheilmittelverzeichnis,* in deutscher Sprache unter dem Titel *Blumen, die durch die Seele heilen.* Inzwischen ist ein regelrechter Bach-Blüten-Boom zu verzeichnen. Allein in den letzten zwei Jahren wurden zu diesem Thema acht neue Bücher und drei Neuauflagen veröffentlicht.

Das vorliegende Werk trägt den Titel: «Neue Therapien mit Bach-Blüten.» Weshalb «neue» Therapien? Die Antwort ist einfach: Aus der praktischen Arbeit am Patienten und auf sensitivem Wege ergaben sich therapeutische Konsequenzen, die der Bach-Blütentherapie völlig neue Möglichkeiten eröffnen, und zwar nicht nur für die Diagnose, sondern auch für die Anwendung der Blüten. Es entstand die Behandlung über die Schienen und die Bach-Blüten-Hautzonen, die zu einer eigenständigen Therapie entwickelt wurde.

Im wesentlichen sind es vier Punkte, auf denen das neue Therapiekonzept aufbaut:

1. Berücksichtigung der Zusammenhänge zwischen den Blüten

Über die Beziehungen von Blüten zueinander (Schienen) läßt sich erkennen, welche Blüte die oberflächliche Seite eines Problems und welche die tiefere Ursache abdeckt. Auf diese Weise entsteht eine Hierarchisierung, die die weitere Therapie festlegt. Dies ist sehr hilfreich, besonders wenn ein Patient anscheinend sehr viele Blüten benötigt und man nicht weiß, wo man anfangen soll. Sind die aktuellen Probleme abgeklungen, läßt sich über diese Hierarchisierung feststellen, welche tieferliegenden negativen Seelenkonzepte zu den momentanen Beschwerden geführt haben. So kann man, falls gewünscht, die Therapie mit den entsprechenden Blüten zum Zweck der Bewußtseinserweiterung fortführen.

2. Astrologische Diagnose

Die astrologische Psychologie bietet die Möglichkeit, tieferliegende seelische Konflikte, die dem Patienten unter Umständen nicht bewußt sind, zu erkennen. Somit stellt sie eine wertvolle diagnostische Hilfe dar. Vor allem bei kleinen Kindern, wo eine Anamnese nicht möglich ist, gibt sie oft den entscheidenden Hinweis auf die seelische Ursache der Krankheit.

Peter Damian bezieht in seinem Buch *Astrologie und Bach-Blütentherapie* nur zwölf Blüten in die Diagnose ein. Durch das neue Konzept der Schienen können 32 Blüten in die astrologische Diagnose einbezogen werden. Fünf der nicht berücksichtigten Blüten haben mit äußeren Ursachen oder Einwirkungen zu tun und sind somit leicht erkennbar.

3. Diagnose anhand der Bach-Blüten-Hautzonen

Jedem Blütenmittel lassen sich Zonen auf der Körperoberfläche – ähnlich den Fußreflexzonen – zuordnen. Bei negativen Gemütszuständen treten an diesen Stellen Veränderungen in der energetischen Struktur auf, häufig begleitet von Schmerzen oder Sensibilitätsstörungen. Auf diese Weise kann man, allein aufgrund der Lokalisierung, Blütendiagnosen erstellen.

4. Anwendung der Blüten über die Haut

Durch Anwendung der entsprechenden Blüten direkt auf die gestörten Zonen läßt sich die Wirkung der Blüten enorm steigern. Auf diese Weise bessern sich nicht nur negative Gemütszustände wesentlich schneller als bei der Einnahme in Form von Tropfen, sondern auch körperliche Beschwerden lassen häufig unmittelbar nach Aufbringung der Blüten auf die Haut nach.

Somit ist die Bach-Blütentherapie nicht nur eine Seelenhygiene zur «Harmonisierung der Psyche», wie es oft propagiert wird, sondern auch eine Therapie zur Behandlung körperlicher Beschwerden.

Der erste Band der *Neuen Therapien mit Bach-Blüten* behandelt die Beziehungen der Blüten zueinander und das sich daraus ergebende neue Therapiekonzept, die astrologische Diagnose sowie die bisher bekannten Anwendungen der Blüten. Den Bach-Blüten-Hautzonen ist ein eigener Band gewidmet.

Bei den Beschreibungen der einzelnen Blüten wurden Originalzitate von Patienten verwendet, um die jeweiligen Blütenbilder lebendiger zu gestalten.

KAPITEL I
Einführung

Edward Bach – er lebte von 1886 bis 1936 in England – war Arzt und ein bekannter Pathologe, Immunologe und Bakteriologe. Seine Entdeckungen auf diesen Gebieten waren bahnbrechend, die von ihm entwickelten Mittel gingen unter der Bezeichnung «Bach-Nosoden» in die Geschichte der Homöopathie ein.

Trotz der hervorragenden Erfolge, die er damit erzielte, war er immer noch unzufrieden. Für ihn war Krankheit eine Folge von Disharmonie zwischen Körper und Seele, nicht eine «Betriebsstörung in der Maschine Mensch». Die Krankheitssymptome waren für ihn der äußere Ausdruck, die körperliche Manifestation, negativer Gemütszustände.

Sein Postulat lautete: «Behandle den Menschen und nicht die Krankheit.» Als Ursache von Krankheit vermutete er negative Gemütszustände wie Sorgen, Angst, Unzufriedenheit, Ungeduld, Traurigkeit usw. Aus diesem Grund begab er sich auf die Suche nach seelischen Heilmitteln, die auf diese Krankheitsursachen Einfluß nehmen sollten.

Edward Bach war sehr naturverbunden und vor allem äußerst sensitiv. Auf der Suche nach seinen Heilmitteln ging er hinaus in die Natur, pflückte ein Blatt von einer Pflanze und legte es auf seine Zunge. Mit Hilfe seiner übergroßen Sensitivität konnte er die Wirkung dieser Pflanze auf den Körper und die Psyche des Menschen erspüren. Auf diese Weise fand er Pflanzen, die ihm für die Behandlung negativer Gemütszustände geeignet schienen. Er verwendete die Blüten von wildwachsenden Blumen, aber auch von Wildsträuchern, Büschen und Bäumen.

Die Herstellung seiner Heilmittel erfolgt auf zweierlei Weise: Bei der *Sonnenmethode* werden die Blüten an einem schönen, warmen Sommertag bei voller Sonneneinstrahlung gepflückt. Man gibt sie in eine Glasschale mit frischem Quellwasser, möglichst von einer Quelle in der Nähe des Standortes der Pflanze. Es genügt, wenn die Blüten nur die Oberfläche des Wassers bedecken. Nun stellt man die Schale zwei bis vier Stunden in die Sonne. Die Sonne bringt, nach Edward Bach, die Schwingung der Blüten in das Medium Wasser, das auf diese Weise energetisch imprägniert wird.

Anschließend werden die Blüten herausgenommen und die gleiche Menge Alkohol – Bach verwendete dazu Brandy – zur Haltbarmachung hinzugegeben. Die gewonnene Lösung wird in eine Flasche gefüllt und als Vorratsflasche (englisch Stockbottle) bezeichnet. Zur Behandlung wird dieses Heilmittel später in der Regel verdünnt.

Da nicht alle Blumen, Sträucher, Büsche und Bäume zu einer Jahreszeit blühen, in der auch viel Sonne scheint, wurde eine zweite Methode zur Herstellung der Heilmittel notwendig, die sogenannte *Kochmethode:* Die Blüten bzw. Knospen werden gepflückt wie bei der Sonnenmethode, danach ausgekocht, anschließend mehrfach filtriert und mit der gleichen Menge Alkohol vermischt, um die Substanz haltbar zu machen. Die weitere Verarbeitung erfolgt wie bei den durch die Sonnenmethode hergestellten Heilmitteln.

Nach Edward Bach ist Krankheit «einzig und allein korrektiv: Sie ist weder rachsüchtig noch grausam, vielmehr ist sie ein Mittel, dessen sich unsere Seele bedient, um uns auf unsere Fehler hinzuweisen, um uns davor zu bewahren, größeren Irrtümern zu verfallen, um uns daran zu hindern, größeren Schaden anzurichten, und um uns auf jenen Pfad der Wahrheit und des Lichts zurückzuführen, den wir nie hätten verlassen sollen.»[1]

An anderer Stelle schreibt er: «Wenn du unter der Steifheit eines Gelenkes oder Körpergliedes leidest, kannst du gleichwohl gewiß sein, daß Starrheit auch in Deinem Denken ist, daß du starr an irgendeiner Vorstellung festhältst ... die du nicht unterhalten solltest. Wenn Du an Asthma leidest, dann nimmst Du auf irgendeine Weise einer anderen Persönlichkeit die Luft weg – oder aus Mangel an Mut, das Richtige zu tun, erstickst Du Dich selber.»[2]

«Der Körper wird die wahre Krankheitsursache, wie z. B. Angst, Unentschlossenheit, Zweifel widerspiegeln in der Störung seiner Funktionen und Gewebe.»[3]

Diese sogenannte Organsprache ist uns allen bekannt. Im Volksmund sagt man:

- Die Angst sitzt im Nacken.
- Das geht an die Nieren.
- Das hält man im Kopf nicht aus.
- Das hat man nicht verdaut.
- Das will man nicht schlucken.
- Dem ist eine Laus über die Leber gelaufen.
- Die Last liegt auf den Schultern.

Edward Bach ging davon aus, daß 38 «Tugenden» als Verbindung zwischen Persönlichkeit und höherem Selbst dienen. Der Begriff «Höheres Selbst» ist in den esoterischen Lehren jeder Kultur und jeder Religion bekannt und stellt eine höhere Instanz in uns selber dar. Leiden entsteht nach diesen Lehren, wenn der Mensch nicht in Einklang mit seinem höheren Selbst handelt. Dann werden, gemäß Bach, aus Tugenden negative Seelenkonzepte. So entstehen zum Beispiel:

- aus Tapferkeit und Vertrauen: Ängste
- aus Selbstvertrauen: Minderwertigkeitskomplexe
- aus Heiterkeit: Melancholie
- aus Demut: Stolz
- aus Verzeihen: Schuldgefühle
- aus Hoffnung: Hoffnungslosigkeit und Verzweiflung
- aus Glauben: Skepsis, Pessimismus usw.

Die Bach-Blüten stellen durch ihre Schwingung den Kontakt zum höheren Selbst wieder her und helfen, die entsprechende Tugend wieder zu entwickeln. «Diese negativen Seelenzustände werden nicht als Symptome ‹bekämpft›, denn dadurch würde man sie energetisch aufrechterhalten. Sie werden vielmehr von übergeordneten harmonischen Energieschwingungen sozusagen überflutet, wodurch sie, wie Edward Bach sagt, ‹hinwegschmelzen wie Schnee in der Sonne›».[4]

Die 38 Bach-Blüten stammen von «Pflanzen höherer Ordnung», wie er sie nennt. Jede von ihnen verkörpert ein bestimmtes Seelenkonzept und stellt – als eine Art Katalysator – jeweils den blockierten Kontakt zwischen Seele und Persönlichkeit wieder her.[5]

In Band II der *Neuen Therapien mit Bach-Blüten* werden wir uns ausführlich mit der Theorie der negativen Seelenkonzepte und ihren Auswirkungen, vor allem auf den Feinstoffkörper des Menschen, beschäftigen.

Edward Bach teilte diese negativen Seelenkonzepte in sieben Gruppen ein:

- Angst
- Unsicherheit
- Ungenügendes Interesse an der Gegenwartssituation
- Einsamkeit
- Überempfindlichkeit gegenüber Ideen und Einflüssen
- Mutlosigkeit und Verzweiflung
- Übermäßige Sorge um das Wohl anderer.

Eine andere Einteilung der Blüten, die sich nach meiner Erfahrung für die Praxis wesentlich besser eignet, wird in diesem Buch beschrieben.

Kapitel II
Neue Einteilung der Blüten

Die Blüten lassen sich im wesentlichen in zwei große Gruppen einteilen: in innere und äußere Blüten.

Äußere Blüten

Sie umfassen negative Seelenkonzepte, die als Folge von äußeren Einflüssen oder als Reaktion auf äußere Einflüsse entstanden sind. Hierzu gehören:

1. Folgen von seelischem Schock, Verletzungen, Enttäuschung.

2. Angst, einer äußeren Anforderung (Führerscheinprüfung, Abitur, der täglichen Arbeit u. ä.) nicht gewachsen zu sein.

3. Verunsicherung durch eine Neubeginnphase im Leben, z. B. Pubertät, Wechseljahre, neuer Beruf, Umzug, Ehe, Scheidung, unerwarteter Kindersegen, Klimawechsel usw.

4. Verzweiflung in einer im Augenblick scheinbar ausweglosen Situation.

5. Vage, unbenennbare Ängste als Folge von astralen Einflüssen, die als bedrohlich empfunden werden, da sie nicht bewußt greifbar sind.

Die Erkennung solcher negativer Seelenkonzepte ist sehr wichtig, da sie vordergründig sind und deshalb vorrangig behandelt werden müssen. Eine Behandlung tieferer seelischer Probleme ist erst dann möglich, wenn äußere Einflüsse verkraftet und wieder normal verarbeitet werden können. Ansonsten verhindert die ständige Auseinandersetzung mit der Umwelt eine Aufarbeitung tieferliegender seelischer Konflikte.

Innere Blüten

Sie lassen sich in zwölf Gruppen einteilen. Innerhalb der Gruppen gibt es jeweils eine Kommunikationsblüte, eine Kompensationsblüte und eine Dekompensationsblüte. Den zwölf Gruppen (Schienen) liegt insgesamt eine Basisblüte zugrunde. Diese läßt sich in kein Schema einordnen und wird rein nach Indikation eingesetzt.

Kommunikationsblüten

Diese Blütenkonzepte entsprechen unserem ureigensten Charakter. Sie versinnbildlichen die Art und Weise, wie wir mit unserer Umwelt kommunizieren.

Handeln wir im Einklang mit unserem höheren Selbst, so verkörpern sie positive Seelenkonzepte wie Tapferkeit, Sanftmut, Demut usw. Ist die Kommunikation mit unserem höheren Selbst blockiert, so kommt es auch zu einer Störung in der Kommunikation mit unserer Umwelt. Wir reagieren mit Unsicherheit, Ängsten, Ungeduld, Skepsis, Stolz u. a. Somit leben wir die negativen Seelenkonzepte dieser Blüten, und das wiederum führt zu Problemen. Doch gibt es keine Probleme an sich, nur Situationen. Eine Situation wird nur dann zum Problem, wenn wir damit nicht fertig werden.

Die negativen Seelenkonzepte bieten die Chance, sie zu erkennen, sie zu transformieren, und somit den blockierten Kontakt mit unserem höheren Selbst wiederherzustellen.

Kompensationsblüten

Wird die Lektion der Kommunikationsblüten nicht gelernt, dann versuchen wir, diese Schwäche zu kompensieren. So wird z. B. Unsicherheit – das negative Konzept der Blüte Cerato – kompensiert durch sicheres Auftreten, Demonstration von Stärke, bis hin zu Machtstreben, Dominanz, im extremsten Fall zu Tyrannei.

Solch ein künstlicher Zustand kann nicht auf Dauer aufrechterhalten werden. Im obengenannten Beispiel fällt diese Person von ihrer Scheinstärke wieder zurück in einen Zustand totaler Verunsicherung und Ziellosigkeit, wie es die Blüte Wild Oat verkörpert.

Dekompensationsblüten

Dekompensationszustände sind psychopathologische Endzustände. Die Betroffenen empfinden sie wie ein dunkles Loch, in das sie einmal gefallen sind, und aus dem sie aus eigener Kraft nicht mehr herauskommen.

Diese Seelenkonzepte zu erkennen und zu therapieren hat, zusammen mit den äußeren Blütenmitteln, absoluten Vorrang.

Dekompensationszustände sind Therapieblockaden, nicht nur hinsichtlich der Bach-Blütentherapie, sondern auch bezüglich anderer Therapien, wie z. B. Akupunktur, Homöopathie, Psychotherapie und anderen.

Ein Wild-Rose-Patient z. B. wird selten auf eine andere Therapie ansprechen, weil er sich in einem Zustand von Kapitulation, innerer Aufgabe und Resignation befindet. Der Zustand wirkt sich auf den ganzen Körper aus, vor allem auf den Kreislauf. Diese Menschen leiden oft unter einem extrem niedrigen Blutdruck, der sich weder durch starken Kaffee noch durch entsprechende Medikamente anregen läßt. Auch die begleitende Müdigkeit ist durch viel Schlaf, frische Luft, kalte Anwendungen u. a. m. nicht zu beseitigen.

Bei der Einnahme von Wild Rose berichten viele über ein sofortiges Gefühl von Wachheit und Klarheit. Manchmal wird auch der Eindruck geschildert, das Licht werde plötzlich angeknipst.

Weitere Dekompensationszustände sind:

- tiefste Verzweiflung
- Schuldgefühle
- extreme Verunsicherung und Ziellosigkeit
- Sehnsucht nach der Vergangenheit als Flucht vor der Realität
- Phasen tiefer Niedergeschlagenheit und Melancholie, die scheinbar grundlos auftreten
- extreme physische und psychische Verkrampfung

- das Gefühl, innerlich durchzudrehen, verbunden mit Zwangshandlungen
- das Gefühl, innerlich unrein, unsauber zu sein
- quälende Gedanken, die unaufhörlich innerlich kreisen und sich nicht abschalten oder verdrängen lassen
- Kritiksucht, Arroganz, Intoleranz.

Das erste Therapieziel ist somit die Beseitigung dieser Dekompensationszustände. Erst dann ist das Bewußtsein in der Lage, tieferliegende Seelenkonzepte zu bearbeiten.

Zwar können auch ohne Einsatz der Dekompensationsblüten tieferliegende Zustände wie Willensschwäche, Unsicherheit, Ungeduld usw. gemildert werden; die Therapie bleibt dann jedoch unvollständig, der Erfolg nur bescheiden. In den meisten Fällen werden von den Patienten die Dekompensationszustände als vordringlichstes Problem geschildert und sind damit nicht zu übersehen.

Im folgenden werden die zwölf Gruppen der inneren Blütenmittel dargestellt. Ich bezeichne sie als *Schienen,* da seelische Probleme wie auf einer Schiene vom Kommunikationszustand über den Kompensationszustand zum Dekompensationszustand verlaufen.

Kapitel III
Innere Blüten

Die zwölf Schienen

1. Centaury – Holly – Pine

a) Centaury

Tausendgüldenkraut   Centaurium Umbellatum

Centaury-Menschen sind liebenswerte und rücksichtsvolle Mitbürger, die wegen ihrer Gutmütigkeit und Hilfsbereitschaft überall beliebt sind. Die Motivation, die hinter diesen «edlen» Charaktereigenschaften steht, ist das Verlangen nach Anerkennung und Geliebtsein. Aus der Angst, jemanden zu verletzen und dadurch Anerkennung und Liebe zu verlieren, nehmen sie Rücksicht, die oft bis zur Aufgabe des eigenen Willens geht. Selbstbestimmung und Selbstverwirklichung werden zugunsten von Anerkennung und Zuwendung geopfert. Hilfsbereitschaft und Dienst am Nächsten gehen meist auf Kosten der eigenen Interessen.

Verlust der Anerkennung oder Liebesentzug versetzt sie so in innere Panik, daß sie anschließend zu einem willigen Sklaven einer dominanten Persönlichkeit werden. Diese Menschen beschreiben sich selbst oft in folgender Weise:

- Ich bin sehr gutmütig.
- Ich will niemand wehtun.
- Mein *Wille* ist nicht stark ausgeprägt.
- Mir fällt es oft schwer, nein zu sagen.
- Ich bin leicht zu etwas zu überreden und ärgere mich dann hinterher über mich selbst.

- Ich finde in einer neuen Beziehung oft nicht den Zeitpunkt, um zu sagen: «Bis hierher und nicht weiter!»
- Ich habe immer mehr für andere gelebt und habe meine eigenen Bedürfnisse zurückgestellt.
- Ich habe nie den Mut gehabt zu widersprechen.
- Ich bin sehr spät erwachsen geworden.
- Ich habe Angst, den Ansprüchen eines anderen nicht zu genügen (wobei der andere häufig seine Ansprüche überhaupt nicht geäußert hat).
- Ich habe öfter das Gefühl, ausgenutzt zu werden.
- Wenn ich etwas will, fällt es mir schwer, das auch zu sagen.
- Ich bin ausgesprochen feige, lasse mich von anderen stark tyrannisieren.
- Oft frage ich mich: «Warum wehrst du dich denn nicht?»
- Ich habe Angst, nicht mehr geliebt zu werden, wenn ich meine Meinung sage. Deshalb sage ich oft ja.
- Ich brauche Anerkennung.
- Ich habe Angst, abgelehnt zu werden.
- Ich habe Angst, mich durchsetzen zu müssen.
- Ich habe Angst, zurückgestoßen zu werden.

Menschen, die den Centaury-Zustand leben, geben ihrem Gegenüber meist einen sehr schwachen Händedruck.

Centaury hat in einem tieferen Sinne mit Abgrenzung zu tun, und zwar sowohl Abgrenzung auf einer persönlichen als auch auf einer energetischen Ebene.

Auf der persönlichen Ebene geht es um die Abgrenzung des eigenen Willens gegen den Willen eines anderen. Gelingt dies nicht, wird der Betreffende aufgrund seiner Willensschwäche zu einem willenlosen Instrument einer anderen, stärkeren Persönlichkeit.

Auf der energetischen Ebene geht es um die Abgrenzung des eigenen Energiefeldes gegenüber der Umgebung. Wird dies nicht geschafft, leidet der Betroffene unter scheinbar unerklärlichen Schwächezuständen. Er berichtet z. B., daß er oft in Gegenwart anderer müde und schlapp werde. Manchmal wird auch die Befürchtung geäußert, andere Menschen könnten einem Energie abziehen. Hier ist Centaury eine sehr große Hilfe, indem es die Aura wieder schließt und sowohl den Energiekörper als auch die

Persönlichkeit vor Einflüssen der näheren Umgebung schützt. Jedem, der sich in Gegenwart anderer häufig müde und ausgelaugt fühlt, kann empfohlen werden, in solch einer Situation einen Tropfen Centaury direkt aus der Stockbottle pur auf die Zunge zu tropfen. Er wird sofort das Gefühl bekommen, wieder wacher und energiegeladener zu sein. Centaury ist – zusammen mit Walnut – auch ein probates Mittel, um sich vor Beeinflussung aus der sogenannten «Astralsphäre» zu schützen.

Ein Fläschchen Centaury dürfte in keinem Behandlungszimmer fehlen. Selbst willensstarke Therapeuten können, z. B. durch starkes Mitgefühl gegenüber bedauernswerten Patienten, in einen akuten Centaury-Zustand gelangen. Schwerstkranke Patienten ziehen – oft infolge ihrer extremen Schwäche – aufgrund des Energiegefälles ihrer Umgebung automatisch Energie ab. Hier gilt es, mit ein paar Tropfen Centaury Einhalt zu gebieten; denn was nützt es, wenn sich ein Therapeut an einem einzigen Patienten so verausgabt, daß es ihm schwer fällt, auch noch andere Kranke zu behandeln.

Sich für andere Menschen derart aufzuopfern lohnt sich nicht. Wir können immer nur aus einer Position der Stärke helfen. Götz Blome schreibt hierzu: «Jedes Opfer, das aus Schwäche gebracht wird, das nicht aus Überzeugung und dem inneren Gesetz entstanden ist (und damit gar kein Opfer ist), ist nicht nur wertlos, sondern schädlich. Denn es verdirbt mit seiner inneren Unwahrheit den Gebenden wie den Nehmenden.»[6]

Hier noch einmal die Grundidee der Blüte Centaury: Im Centaury-Zustand setzen die Betreffenden ihrer materiellen und auch ihrer feinstofflichen Umgebung wenig Widerstand entgegen. Centaury schließt und festigt auf der feinstofflichen Ebene die Aura.

Auf der Ebene der Persönlichkeit bewirkt es deren Festigung. Aus diesem Grund ist Centaury eines der wichtigsten Bach-Blütenmittel. Es hilft, im wahrsten Sinne des Wortes, ein eigenständiges Leben zu führen.

b) Holly

Stechpalme Ilex Aquifolium

Das Blütenmittel Holly hilft bei Eigenschaften wie Zorn, Haß, Neid, Eifersucht, Mißtrauen, Rachsucht. Holly-Menschen leben ständig in einer ärgerlichen Unruhe, geraten leicht in Wut und verlieren dann sehr häufig die Kontrolle über sich selbst. In Zuständen extremer Gereiztheit ärgert diese Menschen sogar die Fliege an der Wand. Sie beklagen sich oft über andere, denen sie die Schuld für ihre schlechte Laune zuschieben. Überhaupt finden sie für alles immer einen Schuldigen, auf den sie die Verantwortung für ihre eigenen Fehler abwälzen können.

Holly-Menschen berichten über sich selbst:

- Ich gerate sehr leicht in Wut. Manchmal bin ich so gereizt, daß mich schon Kleinigkeiten in Rage bringen.
- Ich ärgere mich oft über mich selber, besonders wenn mich jemand zu etwas überredet hat, das ich im Grunde nicht wollte.
- Häufig habe ich unkontrollierbare Wutausbrüche.
- Ich bin eigentlich ständig unzufrieden und leide ohne jeden Grund.
- Meine Freunde sagen, ich wäre cholerisch.
- Manchmal reagiere ich unfreundlich, obwohl mir der andere keinen Anlaß dazu gegeben hat.
- Nachts erwache ich öfter von meiner eigenen Stimme und höre mich laut schimpfen.
- Ich bin sehr nachtragend.
- Ich kann nur schwer verzeihen, sowohl mir selbst als auch anderen.
- Ich bin sehr mißtrauisch.
- Ich bin sehr eifersüchtig. Als mein Mann früher zu Fortbildungen wegfuhr, mußte er jede Stunde zu Hause anrufen.
- Ich bin oft neidisch auf andere Frauen, die viel hübscher aussehen als ich.

Holly-Menschen leiden sehr häufig – ihrem Temperament entsprechend – an hitzigen und aggressiven Erkrankungen, wie z. B.

plötzlichem hohem Fieber, entzündlichen, feuerroten, brennenden oder juckenden Hautausschlägen, Allergien, Gallekoliken. Auch Husten (Dem huste ich etwas!) und Erbrechen (Das ist mir zuwider!) sind ein Akt der Aggression und Ausdruck einer Holly-Gemütsverfassung.

Wodurch entsteht nun diese äußerst destruktive Gemütsverfassung? Man sagt, Haß sei das negative Spiegelbild der Liebe. Warum verschließt sich ein Mensch derart gegenüber Liebe? Hat er etwa Angst vor Liebe? Will er sich vor etwas schützen? Hat er früher einmal anderen Menschen zuviel Gefühle entgegengebracht und ist von anderen – eventuell auch von sich selbst – so schwer enttäuscht worden, daß er Angst vor Gefühlen hat? Ist es das, was Holly-Menschen meinen, wenn sie sagen: «Ich kann sehr schwer verzeihen, sowohl mir selber als auch anderen.»?

Erinnern wir uns an das Bild von Centaury. Diese Menschen bringen ihrer Umgebung soviel Mitgefühl entgegen, daß sie oft nicht nein sagen können. Sie geben sehr viel, leben fast nur für andere, erwarten aber von diesen, daß sie ihnen das Gefühl von Anerkennung und von Geliebtsein vermitteln. Werden diese Menschen enttäuscht – häufig berichten sie auch von dem Gefühl, ausgenutzt zu werden –, dann haben sie zwei Möglichkeiten:

Entweder sie lernen diese Lektion des Lebens, indem sie ihren Willen gebrauchen und ihr Leben selbst in die Hand nehmen, oder sie kompensieren diese Schwäche, indem sie die Gefühle, durch welche sie verletzt wurden, blockieren. Aus verstärkter Zuwendung folgt Ablehnung. Aus der notwendigen Abgrenzung gegenüber der Umwelt im positiven Centaury-Zustand folgt Abschottung. Aus der negativen Erfahrung, ausgenutzt zu werden, entsteht eine Abwehrhaltung. Da der eigene Wille schwach ausgeprägt ist, muß er ständig gegenüber anderen Menschen verteidigt werden. Wir greifen aber nur dann andere an, wenn wir glauben, sie würden uns in irgendeiner Weise behindern.

Der Irrtum, dem diese Menschen unterliegen, liegt darin, daß sie sich gegen Liebe und Zuwendung wehren. Aber im Prinzip lehnen sie genau das ab, was ihnen am meisten fehlt. Im Centaury-Zustand sehnen sie sich so stark nach Liebe und Anerkennung, daß sie für andere Menschen alles tun, nur um dieses Gefühl vermittelt zu bekommen, ja, sie stellen sogar ihre eigenen Bedürfnisse zurück

– aus der Angst, den Ansprüchen eines anderen nicht genügen zu können und dadurch seine Liebe und Zuwendung zu verlieren.

Der erste Schritt ist, die blockierten Gefühle mit der Blüte Holly wieder zu befreien. Aber auf dieser Stufe sollte man nicht stehenbleiben, da hier die Ursache viel tiefer liegt. Erst durch die Behandlung des negativen Seelenkonzepts Centaury wird die eigentliche Grundlage der destruktiven Gefühle des Holly-Zustands beseitigt.

Holly ist also das Kompensationsmittel der Kommunikationsblüte Centaury. Centaury stellt einen extremen Yin-Zustand dar. (Yin ist eine Bezeichnung aus der chinesischen Medizin und bedeutet die Verschiebung eines polaren Gleichgewichts in Richtung «weniger».) Da ein Ungleichgewicht immer labil ist und für sich alleine nicht sehr lange bestehen kann, kommt es irgendwann zur Kompensation, d. h., das Gleichgewicht kippt vom extremen Yin-Zustand in einen Yang-Zustand. (Yang ist der Gegenpol zu Yin und bedeutet ein «Zuviel».) Dies geschieht wie das Pendel einer Uhr, das von einer Seite zur anderen schwingt, um dann wieder zurückzuschwingen.

Da das Yin im Centaury-Zustand extrem war, ist das kompensatorische Yang im Holly-Zustand genauso extrem. Der Patient reagiert entsprechend überschießend. Wird dieser Zustand nicht beseitigt, so kippt er vom extremen Yang wieder in ein extremes Yin. Es folgt das Stadium der Dekompensation, hier der Pine-Zustand.

c) Pine

Schottische Kiefer Pinus Sylvestris

Menschen, die die Blüte Pine benötigen, leiden ständig an einem schlechten Gewissen. In allen möglichen und unmöglichen Situationen des Lebens finden sie Gründe, sich schuldig zu fühlen. Selbst wenn sie erfolgreich sind, werfen sie sich selber vor, sie hätten es noch besser machen können. Werden sie getadelt, quälen sie sich mit Selbstvorwürfen. Werden sie gelobt, können sie das Lob nicht annehmen. Man hört sie dann häufig sagen:

- Aber das ist doch selbstverständlich!
- Das war doch nichts Besonderes!
- Es ist schließlich meine Aufgabe!

Es fällt ihnen auch schwer, Geschenke anzunehmen, da sie der Meinung sind, sie hätten das nicht verdient.

Ihre Redewendungen beginnen oft mit:

- Hätte ich doch . . .!
- Warum habe ich . . .?
- Entschuldigen Sie bitte . . .!
- Es tut mir leid, daß . . .!

Pine-Menschen sagen über sich selbst:

- Ich habe häufig ein schlechtes Gewissen.
- Ich suche die Fehler meist bei mir selber, auch wenn eventuell ein anderer die Schuld haben könnte.
- In unangenehmen Situationen rede ich mir hinterher regelrecht die Schuld ein.
- Mir fallen öfter unangenehme Situationen von früher ein, und ich bekomme heute noch Schuldgefühle. Manchmal ist das so schlimm, daß ich aus der Haut fahren könnte. Ich spüre das sogar körperlich, mein ganzer Körper verkrampft sich dann.
- Ich leide heute noch unter dem schlechten Lebenswandel, den ich früher einmal geführt habe.
- Ich werfe mir heute vor, was ich alles meinen Kindern nicht zugute kommen ließ.
- Ich werfe mir oft vor, ich hätte meinen Kindern nicht genug Liebe gegeben.
- Ich klage mich häufig selbst an.
- Wenn ich einmal nicht so leistungsfähig bin, mache ich mir deswegen Vorwürfe.
- Selbst wenn ich krank bin, habe ich ein schlechtes Gewissen. Wenn die Medikamente nicht gleich anschlagen, dann bilde ich mir ein, ich wäre selbst schuld.
- Es fällt mir manchmal schwer, mich richtig zu freuen, da mir ständig bewußt ist, was ich alles versäumt habe.

- Im sexuellen Bereich habe ich sehr viele Schuldgefühle.
- Ich mache mich oft selbst für Fehler anderer verantwortlich.
- Wenn andere Menschen wortkarg wirken, mache ich mir Vorwürfe, da ich mir einbilde, ich hätte sie gekränkt oder irgendwie verletzt. Selbst wenn sie dies verneinen, fühle ich mich trotzdem noch schuldig, da ich glaube, die anderen würden dies aus Höflichkeit oder aus Rücksicht nicht zugeben.
- Ich kann mich nicht mehr so richtig freuen und bin deshalb oft traurig und niedergeschlagen. Wenn mir andere dann vorwerfen, ich wäre ein Stimmungsverderber, habe ich wieder ein schlechtes Gewissen.
- Oft kann ich abends nicht einschlafen, weil mich Selbstvorwürfe quälen. Wenn ich dann am nächsten Morgen todmüde und nicht leistungsfähig bin, habe ich erst recht ein schlechtes Gewissen.
- Wenn ich anderen Menschen einen Wunsch abschlage, habe ich hinterher ein schlechtes Gewissen.

Das Pine-Bild trägt stark masochistische Züge. Der Patient meint, sich ständig für irgend etwas selbst bestrafen zu müssen.

Wodurch entsteht so eine selbstzerstörerische Fehlhaltung?

Erinnern wir uns daran, daß Pine der Folgezustand von Holly ist. Im Holly-Zustand sucht der Betreffende ständig die Schuld bei anderen; im Pine-Zustand sucht er sie wieder bei sich selber. Holly-Menschen sind nie zufrieden mit anderen, weshalb sie ständig gereizt und aggressiv reagieren. Pine-Menschen sind nie zufrieden mit sich selbst und richten ihre Aggressionen gegen sich selbst.

Pine ist der Dekompensationszustand der Blüte Centaury. Im Centaury-Zustand fällt es den Betreffenden schwer, nein zu sagen. Im Holly-Zustand fallen sie in das andere Extrem und sagen ständig nein, wofür sie im Pine-Zustand wiederum ein schlechtes Gewissen bekommen.

Am Anfang steht die Suche nach Anerkennung und Geliebtsein. Dieses Verlangen führt häufig bis zur Selbstaufgabe. Irgendwann kommt dann der Punkt, wo sie sich durch andere ausgenutzt fühlen und sich in aggressiver Weise von anderen abgrenzen. Durch diese Abgrenzung wird ihnen aber erst recht Anerkennung und Geliebtsein entzogen. Deshalb kann der Holly-Zustand für sich alleine nicht sehr lange aufrechterhalten werden. Sie fallen in die

Dekompensation und bekommen Schuldgefühle. Bei vielen Menschen läuft dies als Circulus vitiosus, als Teufelskreis, ab, denn aufgrund der Schuldgefühle getrauen sie sich nicht mehr, nein zu sagen. Sie lassen sich wieder ausnutzen, und das Spiel beginnt von vorne.

Schuldgefühle sind die Folge eines vorangegangenen Centaury-Zustandes. Ihnen geht immer ein Akt von Schwäche voraus, in der die Anschuldigung eines anderen hingenommen wird. Der Volksmund fragt in so einem Fall: «Warum hast du dir den Schuh anziehen lassen?»

Bei der Behandlung von Centaury-Zuständen muß zunächst festgestellt werden, ob sich die Betroffenen bereits in der Phase der Dekompensation befinden, denn sonst kann es passieren, daß sich aufgrund der neugewonnenen Willensstärke, hervorgerufen durch die Einnahme von Centaury, die Schuldgefühle verstärken. Sie bekommen es mit der Angst zu tun und klagen, sie hätten sich durch die Behandlung «negativ» verändert, was durch die Umgebung eventuell noch bestätigt wird.

Wenn ein Mensch, der sich bisher alles gefallen lassen hatte, sich in seiner Gutmütigkeit sogar ausnutzen ließ, plötzlich aufbegehrt und einen eigenen Willen zeigt, so scheint das zunächst eine «negative» Veränderung zu sein. Daß die Art und Weise, wie er bisher von seiner Umgebung z. T. regelrecht ausgebeutet wurde, nicht normal war, ist seinen Mitmenschen nicht bewußt.

Hier ist es wichtig, dem Betreffenden bei notwendigen Veränderungen seiner Umgebung gegenüber beizustehen und durch Gespräche Klarheit über seinen eigenen Bewußtseinswandel zu verschaffen.

Dekompensationsblüte	Pine
Kompensationsblüte	Holly
Kommunikationsblüte	Centaury

2. Cerato – Vine – Wild Oat

a) Cerato

Bleiwurz oder Hornkraut Ceratostigma Willmottiana

Cerato-Menschen sind sehr wißbegierig und fleißig. In ihrem Eifer lesen sie viele Bücher und besuchen häufig Fortbildungsveranstaltungen. In der Schule, auf Seminaren oder bei Vorlesungen stellen sie oft Zwischenfragen, was für den Vortragenden unter Umständen sehr anstrengend sein kann. Häufig gehen diese Fragen so tief ins Detail, daß sich die Frage stellt, welchen Nutzen der Betreffende aus dieser Information ziehen kann. Manchmal drängt sich auch das Gefühl auf, die Fragen würden nur um des Fragens willen gestellt.

Beim Arzt oder Heilpraktiker wollen sie oft die Diagnose und die genauen Laborwerte wissen und schreiben diese manchmal auch mit. Gelegentlich haben sie sogar Checklisten dabei, auf welchen sie jede Frage abhaken, damit ja nichts vergessen wird.

Häufig kommen außerdem noch Fragen zur Behandlungsmethode hinzu, ihrer Wirkungen, Risiken und Erfolge. Oft werden Beispiele erfolgreich therapierter Patienten verlangt. Manchmal wollen sie sich auch einen zusätzlichen Termin geben lassen, nur um Fragen zu klären.

Da sie häufig mehrere Therapeuten gleichzeitig aufsuchen und jedem die gleichen Fragen stellen, werden sie – infolge der verschiedenen Meinungen, die sie zu hören bekommen – noch mehr verunsichert. Eventuell lesen sie dann selbst entsprechende Fachliteratur oder besuchen sogar medizinische Vorträge, um sich Klarheit zu verschaffen.

Der größte Leidensdruck entsteht bei Cerato-Menschen oft nicht durch die körperlichen Beschwerden, sondern durch die Ungewißheit bezüglich ihrer Krankheit.

Kommen diese Personen mit okkulten Lehren in Berührung, beginnen sie unter Umständen, jede ihrer Entscheidungen auszupendeln. Es kann sogar eine regelrechte Abhängigkeit von diesem radiästhetischen Instrument entstehen, das in erniedrigender Weise als «Inspiration» mißbraucht wird. Die Informationssucht hat sich so bis in unsichtbare Bereiche gesteigert.

Was steckt hinter diesem übertriebenen Informationshunger?

Im Prinzip eine sehr starke Verunsicherung, vor allem hinsichtlich der eigenen Urteilsfähigkeit und Entscheidungskraft. Da die Betroffenen ihrer eigenen Meinung mißtrauen, fragen sie andere um Rat. Doch gerade diese Unsicherheit macht ihnen das Leben oft sehr schwer. Dennoch lassen sie sich, wider besseres Wissen, von anderen fehlleiten, da sie der Meinung sind, diese wüßten es eben besser.

Cerato-Menschen sagen über sich selbst:

- Ich brauche für meine Entscheidungen oft sehr lange und frage dann andere um Rat.
- Ich lege sehr viel Wert auf die Meinung anderer.
- Ich zweifle meine eigenen Entscheidungen häufig an.
- Ich brauche unbedingt Bestätigung von außen, wenn ich meine Entscheidungen in die Tat umsetzen will.
- Wenn jemand meiner Ansicht widerspricht, bin ich total verunsichert.
- Ich lasse mich oft gegen meine eigene Meinung von anderen überzeugen.
- Ich bin sehr unselbständig.
- In meiner Einstellung bin ich oft unschlüssig.
- Ich verbringe die meiste Freizeit mit Lesen.

Was ist nun die Ursache dieser inneren Unsicherheit und Unselbständigkeit, die dazu führen, sich – mehr oder weniger bewußt – in die Abhängigkeit von anderen zu begeben?

Es ist die Weigerung der Persönlichkeit, Impulse aus dem eigenen Inneren zu akzeptieren. Statt dessen sucht sie die Wahrheit in der Außenwelt. Inspiration und Intuition werden aus Unsicherheit zum Teil bewußt verdrängt. Doch läßt sich in unserem Bewußtsein auf die Dauer nichts vollständig beiseiteschieben. Alles, was wir ver-drängen, drängt uns, vor allem durch den Spiegel, den uns unsere Umgebung beständig entgegenhält.

An der Reaktion der Umwelt erkennen die Betroffenen, wie sie sich durch das ständige Fragen lächerlich machen. Es bleibt ihnen nicht verborgen, daß sie anderen dadurch auf die Nerven gehen. Allein die Tatsache, daß sie auf Dauer statt Zuwendung Abweisung bekommen, zwingt sie dazu, nach einer Lösung des Problems zu suchen. Hierfür gibt es zwei Möglichkeiten:

Entweder sie nehmen diese Lernchance an, hören auf ihre innere Stimme, fällen ihre eigenen Entscheidungen und sind auch bereit, dafür die Verantwortung zu übernehmen. Hierzu gehört ebenfalls die Bereitschaft, Fehler zu machen und dazu zu stehen. Oder sie sind gezwungen, ihre Unsicherheit nach außen hin zu überspielen. Durch sicheres Auftreten und Demonstration von Stärke wird versucht, die innere Schwäche zu kompensieren.

b) Vine

Weinrebe Vitis Vinifera

Vine-Menschen wirken nach außen hin sehr fähig und vor allem äußerst selbstsicher. Sie scheinen die geborenen Führernaturen zu sein und sind davon auch völlig überzeugt. In Krisenzeiten behalten sie dank ihrer raschen Auffassungsgabe und Geistesgegenwart den Überblick und sind oft Retter in der Not.

Ihre starke Durchsetzungskraft und Willensstärke jedoch beinhalten gleichzeitig die Gefahr, diese Fähigkeiten für selbstsüchtige Zwecke zu mißbrauchen. Der Vorwurf, sie wären machthungrig und dominant, trifft meist auf Unverständnis, da sie davon überzeugt sind, aufgrund ihrer «höheren Befähigung» anderen am besten dadurch zu dienen, indem sie ihnen zeigen, was sie zu tun haben.

Vine-Menschen sagen über sich selbst:

- Was ich von anderen verlange, ist doch nur zu derem Besten.
- Wenn andere nicht wollen, gebe ich trotzdem nicht nach.
- Der Zweck heiligt die Mittel.
- Ich weiß es eben besser.
- Das soll mir erst mal einer nachmachen.
- Mir wird von anderen vorgeworfen, daß ich wie ein Tyrann auf meinem Recht beharre.

Ihrer Umwelt gegenüber zeigen sie sich:

- streng
- selbstsicher
- unbelehrbar
- dominant
- rücksichtslos
- skrupellos
- unnachgiebig
- unfähig, sich unterzuordnen
- arm an Mitgefühl.

Wie läßt sich so ein extrem rücksichtsloser Zustand, der den Mitmenschen unter Umständen das Leben zur Hölle macht, erklären?

Im vorangegangenen Kapitel haben wir gesehen, wie versucht wird, die Unsicherheit des Cerato-Zustandes durch sicheres Auftreten zu überspielen. Aus einem extremen Yin-Zustand, in welchem die Verantwortung für das eigene Leben an andere abgegeben wird, entwickelt sich ein extremer Yang-Zustand, in welchem diese Menschen glauben, die Verantwortung für andere mit übernehmen zu müssen.

Haben sie im Cerato-Zustand andere um ihre Meinung gefragt, so sagen sie jetzt im Vine-Zustand anderen, was diese zu tun haben. Wie sie zuvor geglaubt haben, die anderen hätten immer recht, so pochen sie jetzt auf ihr eigenes Recht. Haben sie sich bisher nur nach der Autorität anderer gerichtet, so sind sie jetzt von ihrer eigenen Autorität überzeugt.

Die überdurchschnittliche Fähigkeit und Willensstärke dieser Menschen war im Cerato-Zustand bereits vorhanden, jedoch war sie blockiert durch das Mißverständnis, die Antworten auf Fragen und Probleme ihres Lebens in der Außenwelt statt im eigenen Inneren zu suchen.

Vine-Menschen werden den vorangegangenen Zustand der Schwäche und Unsicherheit nie zugeben, ist doch ihr übertriebenes Verhalten geprägt von der Angst, sich eine Blöße zu geben. Der Volksmund charakterisiert das mit der Feststellung: «Wer angibt, hat's nötig.» Es kann aber auch sein, daß dem Betreffenden dieser Zustand nicht bewußt ist, da er sehr weit zurück liegt – vielleicht sogar in der Kindheit – oder auch nur sehr kurz durchlaufen wurde.

Es ist auch nicht von Bedeutung, wenn der Betreffende annimmt, die Cerato-Symptome würden nie und nimmer auf ihn zutreffen und hätten es auch nicht in der Vergangenheit getan. Irgendwann im Verlaufe der Therapie rücken diese Symptome doch wieder ins Blickfeld des Bewußtseins. Wenn man genau hinhört, findet man versteckte Hinweise auf das Cerato-Bild, z. B. den übertriebenen Wissensdurst, das Lesen vieler Bücher oder auch die Tatsache, daß der Betreffende sehr viel Wert auf die Meinung anderer legt. Er gibt zwar vor, er würde sich nicht danach richten, hören will er sie aber trotzdem.

So furchtbar der extreme Vine-Zustand für die Umgebung ist – man denke an geschichtliche Vertreter dieses Zustands wie Hitler oder Napoleon –, so verheerend ist das Stadium der Dekompensation für den Betroffenen. Wurde zuvor Unsicherheit durch übertrieben sicheres Auftreten überspielt, so kommt es jetzt zu einem Stadium äußerster Desorientiertheit.

c) Wild Oat

Waldtrespe Bromus Ramosus

Wild-Oat-Menschen sind ewig Suchende. In ihrem Bestreben, etwas Besonderes zu leisten, haben sie schon vieles ausprobiert, das für sie Passende jedoch noch nicht gefunden. Mit ihrem Leben sind sie unzufrieden, weil sie kein klar definiertes Ziel vor Augen haben.

Diese Menschen wechseln häufig Beruf, Partner, Wohnung und beginnen vieles, ohne es zu Ende zu führen, weil sie nirgends so richtig Erfüllung finden. Das Leben verläuft eintönig, ohne Höhen, da sie in allem, was sie tun, keinen Sinn finden. So entsteht häufig das Gefühl, das Leben ziehe an ihnen vorbei, und sie würden die kostbare Zeit verschwenden. Über diesen Zustand sind sie sehr unglücklich, wissen aber nicht, wie sie ihn ändern sollen.

Wild-Oat-Menschen sagen über sich selbst:

- Ich habe oft das Gefühl einer inneren Leere und suche ständig etwas, was mich innerlich erfüllt.

- Mir macht alles keinen Spaß, weil ich nicht weiß, was ich eigentlich will.
- Ich habe keine Lebensziele.
- Ich kann keinen Sinn finden in dem, was ich gerade tue.
- Ich bin sehr unzufrieden, weil ich den falschen Beruf habe. Ich würde lieber etwas anderes tun, weiß aber nicht was.
- Ich bin momentan sehr unzufrieden, da ich kein Ziel vor Augen habe.
- Alles ist grau in grau.
- Ich erwarte etwas, es kommt aber nichts.
- Ich kann mich nicht mehr richtig freuen, weil alles, was um mich herum passiert, nichts Besonderes ist.

Die erfolglose Suche nach Sinn und Ziel wird oft kompensiert durch Genußsucht (extravagante Autos, Mode, Reisen, Schlemmerei) oder Karriere. Hinterher müssen diese Menschen oft feststellen, daß auch das nicht die große Erfüllung brachte. Dominierend ist das Gefühl einer Leere, die anscheinend durch nichts auszufüllen ist.

Die nicht eindeutige Gemütsverfassung des Wild-Oat-Zustandes findet ihren Ausdruck auch in körperlichen Symptomen, wie z. B. in

- unklaren Symptomen, die sich keinem Krankheitsbild zuordnen lassen
- einem unspezifischen Unwohlsein
- dem Gefühl, krank zu sein, ohne daß irgendwelche konkreten Beschwerden bestehen
- Infekten, die im Anfangsstadium steckenbleiben.

Der Wild-Oat-Zustand ist charakterisiert durch die Suche und das Warten auf die eigene Berufung. Haben diese Menschen im vorangegangenen Vine-Zustand geglaubt, sie wären dazu berufen, andere zu führen, anderen den Weg zu weisen, so fallen sie im Wild-Oat-Zustand wieder auf sich selbst zurück – in einen Zustand eigener Ziellosigkeit und Orientierungslosigkeit. Die Begabung ist, wie im Vine-Zustand, vorhanden, jedoch nicht kanalisiert. Es fehlt an Zielgerichtetheit und Zielstrebigkeit.

Zusammenfassend kann gesagt werden: Am Anfang stand die Unsicherheit des Cerato-Zustandes, in dem ständig andere um Rat gefragt werden mußten. Dieser Zustand wurde kompensiert durch sicheres Auftreten und Vorgaukeln von Stärke im Vine-Zustand. Der Endzustand dieser *Unsicherheitsschiene* besteht aus einem Zustand totaler Desorientiertheit, in welchem selbst den Freuden des Alltags kein Sinn abgerungen werden kann.

Wild Oat wird von vielen Praktikern zur Klärung benutzt, wenn anscheinend sehr viele Blüten gebraucht werden und der Betreffende keine klare Tendenz erkennen läßt.

Dekompensationsblüte	Wild Oat
Kompensationsblüte	Vine
Kommunikationsblüte	Cerato

3. Scleranthus – Rock Water – Crab Apple

a) Scleranthus

Einjähriger Knäuel Scleranthus Annuus

Scleranthus-Typen sind sehr vielseitige, geistig regsame Menschen, die aufgrund ihrer inneren Beweglichkeit die zwei Seiten einer Sache erkennen können und auch in der Lage sind, in Extremen zu denken. Doch diese Flexibilität wird ihnen dann zum Verhängnis, wenn sie sich zwischen zwei Möglichkeiten entscheiden müssen. Da sie immer gleichzeitig beide Seiten des Problems im Auge behalten, müssen sie oft um die Entscheidung regelrecht ringen.

Nach getroffener Entscheidung ist für sie die geistige Auseinandersetzung mit dieser Sache keinesfalls zu Ende. Innerlich geraten sie deshalb häufig in Konflikte. Oft werden dann bereits getroffene Entscheidungen im nachhinein rückgängig gemacht. Auf ihre Umgebung wirken sie aus diesem Grunde oft unzuverlässig.

Scleranthus-Menschen sagen über sich selbst:

- Ich habe oft Schwierigkeiten, mich zwischen zwei Möglichkeiten zu entscheiden. Manchmal sage ich, dies wäre richtig, am nächsten Tag behaupte ich das Gegenteil. Andere unterstellen mir deshalb, ich wäre sehr unzuverlässig.
- Ich bin extrem wechselhaft.
- Meine Stimmung schwankt stark – mal himmelhoch jauchzend, dann wieder zu Tode betrübt.
- Nach jedem Tief folgt ein Hoch. Dann könnte ich die ganze Welt umarmen.
- Ich bin oft überschwenglich, ja fast manisch.
- Ich lebe meine Extreme voll aus, das kostet viel Kraft.
- Meine körperlichen Beschwerden sind genauso wechselhaft wie meine Psyche. Mal tut es hier weh, mal dort.
- Meine innere Zerrissenheit stört mich an mir selbst am meisten.
- Manchmal beginne ich eine Arbeit, lege sie aber gleich wieder nieder und fange etwas Neues an. Dann bin ich hin- und hergerissen, ob ich zuerst die erste oder die zweite Arbeit beenden soll.

- Wenn ich das Haus verlasse, gehe ich oft noch einmal zurück und schaue nach, ob der Herd ausgeschaltet ist. Ich habe ihn zwar noch nie angelassen, doch die Unsicherheit quält mich. Einige Male bin ich sogar noch einmal zurückgefahren, um nachzusehen. Ich mußte dafür sogar ein Zuspätkommen im Büro in Kauf nehmen.
- Wenn ich mein Auto irgendwo geparkt habe, gehe ich einmal um das Auto herum, um nachzusehen, ob alle Türen abgeschlossen sind. Habe ich mich dann einige Schritte entfernt, kehre ich oft noch einmal um, um erneut alle Türen zu überprüfen. Es könnte ja sein, daß ich eine Türe übersehen habe. – Ich weiß genau, daß das Quatsch ist, aber ich kann nicht anders, die Unsicherheit quält mich; es ist fast wie ein Zwang.
- Ich laufe oft in einer hektischen Unruhe in meiner Wohnung umher, will sehr viele Dinge erledigen, weiß aber nicht, wo ich anfangen soll. Am liebsten würde ich alles auf einmal machen. Da dies aber nicht möglich ist, fällt mir die Entscheidung schwer. Sobald ich mit einer Sache begonnen habe, quält mich die Gewißheit, etwas anderes wäre wichtiger. So setze ich mich ständig unter Druck und mache mich damit selbst fertig.
- Ich habe häufig das Gefühl, in meinem Leben etwas verpaßt zu haben.

Scleranthus-Menschen leben ständig in dem Gefühl, zwischen zwei Stühlen zu sitzen, ähnlich Goethes Faust, der klagt: «Zwei Seelen wohnen, ach, in meiner Brust.» Shakespeares Pendant in «Hamlet» ist ebenso berühmt: «Sein oder nicht sein, das ist hier die Frage.»

Die innere Unruhe und Rastlosigkeit dieser Menschen zeigt sich häufig in nervösen, zerfahrenen Gesten. Im Gespräch sind sie oft unkonzentriert, da ihnen viele Dinge gleichzeitig durch den Kopf gehen. Sie schweifen leicht ab oder springen von einem Thema zum anderen. In der Folge entwickeln sich körperliche Symptome, die dem wechselhaften Zustand der Psyche entsprechen:

- Wechsel von Heißhunger und Appetitlosigkeit
- Wechsel von Durchfall und Verstopfung
- Wechsel zwischen Übererregbarkeit und Übermüdung

- Ständiger Wechsel der Symptome. Sie kommen ohne Grund und verschwinden ebenso plötzlich
- Im Körper umherziehende Schmerzen
- Tagesmüdigkeit und nächtliche Schlaflosigkeit, da der richtige Ausgleich von Spannung und Entspannung fehlt
- Wechselhafter Blutdruck (mal zu hoch, mal zu niedrig)
- Gleichgewichtsstörungen
- Reisekrankheit, Seekrankheit
- Schwangerschaftserbrechen.

Wir haben vorher bereits zwei andere «Unsicherheits»-Blüten kennengelernt: Cerato und Wild Oat. Der Unterschied zwischen diesen Blüten läßt sich am besten an einem Beispiel veranschaulichen: Stellen Sie sich einmal vor, drei verschiedene Menschen gehen in ein Schuhgeschäft.

Der erste, Wild Oat, steht vor dem Regal und ist von dem großen Angebot vollkommen überfordert. Es fällt ihm sogar schwer, einige wenige Schuhe in die nähere Auswahl zu ziehen.

Der zweite, Cerato, hat jemanden mitgebracht, der ihm bei der Suche helfen soll. Zielstrebig geht er ans Regal und hat auch schnell ein für ihn passendes Paar gefunden. Jetzt fragt er den anderen, ob ihm diese Schuhe auch stehen würden. Bejaht es dieser, werden die Schuhe sofort gekauft. Verneint es der andere, so ist er total verunsichert und stellt die Schuhe unter Umständen wieder ins Regal zurück. Erst wenn er ein Paar Schuhe gefunden hat, von dem der andere ebenfalls überzeugt ist, daß sie ihm stehen würden, werden diese gekauft. Kommt ein Cerato-Mensch alleine in ein Geschäft, dann sucht er diese Bestätigung beim Verkäufer.

Der dritte, Scleranthus, hat aus dem großen Angebot sehr schnell zwei Paar Schuhe gefunden, die ihm gefallen würden. Sich für eines davon zu entscheiden wird für ihn jedoch zu einem großen Problem. Er probiert das eine Paar und ist überzeugt, daß das für ihn die richtigen Schuhe sind. Doch zur Sicherheit probiert er auch das zweite Paar, und jetzt tendiert er mehr zu diesem. Aber um sich zu vergewissern, probiert er noch einmal das erste Paar an, und das Spiel beginnt von vorne. So ist er hin- und hergerissen, fragt aber im Gegensatz zu Cerato niemand anderen. Statt dessen ringt er mit sich selbst um eine Entscheidung.

Das Symbol der Blüte Scleranthus ist die Waage. Mal ist die eine Schale oben, mal die andere. Da für den Betreffenden aber die ständigen Schwankungen und die Unsicherheit auf die Dauer zu einem ernsthaften Problem werden, drängt ihn mit der Zeit der Leidensdruck nach einer Lösung. Er begibt sich auf die Suche nach etwas, das ihm die Entscheidung abnimmt. Es folgt das Stadium der Kompensation.

b) Rock Water

Wasser aus heilkräftigen Quellen

Rock-Water-Typen sind Menschen mit Idealen. Sie haben in ihrem Leben bestimmte Dinge für sich selbst einmal als richtig erkannt und bemühen sich nun, danach zu leben. Dabei sind sie oft hart gegen sich selbst und versagen sich vieles, was sich nicht mit ihren festen Prinzipien vereinbaren läßt. In ihrem Bestreben, auch andere von ihren Idealen zu überzeugen, versuchen sie, ein Vorbild zu sein.

Rock-Water-Menschen sagen über sich selbst:

- Ich habe hohe Ideale und muß deshalb häufig Opfer bringen.
- Ich habe extreme Moralvorstellungen.
- Meine Moralvorstellungen vereinbaren sich oft nicht mit meinen Wünschen. So muß ich sie häufig unterdrücken.
- Ich möchte, daß andere das, was ich tue, im stillen anerkennen.
- Ich will ein Ideal vorleben.
- Ich versuche, alles perfekt zu machen, um anderen dadurch ein Beispiel zu geben.
- Ich will vor anderen gut dastehen.

Rock-Water-Menschen sind Prinzipienreiter, die viele Dinge nur um ihrer selbst willen tun. Ihr Idealismus geht oft bis zum Fanatismus, und ihr Drang, andere von ihrer «Botschaft» zu überzeugen, findet oft Ausdruck in der Zugehörigkeit zu einer extremen Gruppierung oder einer Sekte.

Vertreter dieser «Extremisten»-Typen sind z. B.:

- Strenge Vegetarier, die bei Einladungen notfalls nur Kartoffeln und Salat essen, um ihren Prinzipien treu zu bleiben.
- Strenge Makrobioten, die zu Bekannten sogar ihr eigenes Essen mitnehmen, um ja nicht in Versuchung zu kommen, ihrer eigenen Ernährungslehre untreu zu werden.
- Strenge Antialkoholiker, die nicht einmal beim christlichen Abendmahl ein Schlückchen Wein zu sich nehmen.
- Strenge Nichtraucher, die ständig auf der Flucht vor dem blauen Dunst sind und sogar Einladungen abschlagen, bei denen geraucht wird.
- Religiöse Sektierer, die bereits auf Erden heilig werden wollen.
- Erleuchtungsaspiranten, die ihre gesamte Freizeit mit Yogaübungen und Meditation verbringen und dafür auf «weltliche» Freuden wie Geselligkeit, Kegeln, Kino, Theater usw. gänzlich verzichten.
- Homöopathen, die auf der Suche nach dem «einen» Mittel Stunden über Büchern verbringen und bei unklaren Symptomen eher ein Mittel versuchsweise geben, als dem Patienten ausnahmsweise einmal mit einer Mischung schnelle Linderung zu verschaffen.

Es fällt diesen Menschen schwer zu erkennen, daß sie sich mit ihren festgelegten Vorstellungen das Leben nicht einfacher, sondern wesentlich komplizierter machen. In dem Versuch, ihre Unsicherheit und das ständige Hin- und Hergerissensein des Scleranthus-Zustandes durch eine einmalige endgültige Entscheidung zu beenden, haben sie sich auch der Möglichkeit der Ausübung ihres freien Willens beraubt. Statt sich von der «Qual der Wahl» zu befreien, sind sie zum Sklaven ihrer eigenen, einmal gefaßten Entscheidung geworden.

Ihre Ideale aufzugeben sind sie nicht bereit aus Angst, die Kontrolle über sich selbst zu verlieren und in den wankelmütigen Scleranthus-Zustand zurückzufallen.

Dieses krampfhafte Festhalten an irgendwelchen Vorstellungen findet mit der Zeit auch seinen körperlichen Ausdruck in Krankheiten, die ebenfalls mit Erstarrung zu tun haben, wie z. B. Gelenksteifigkeit und Arteriosklerose. Bereits Paracelsus von Hohenheim war der Ansicht, daß starre Gedanken zu steifen Gelenken führen.

Durch die ständige Unterdrückung des Lustprinzips kommt es auf die Dauer zu einem Totalverlust an Lebensfreude. Der dadurch erzeugte Leidensdruck zwingt den Betreffenden zu einer Auseinandersetzung mit dem inneren Konflikt.

Dabei gibt es zwei Lösungsmöglichkeiten: Entweder der Betreffende ist bereit, sich von seinen strengen Prinzipien zu lösen, zu seinen Bedürfnissen zu stehen und sich den Herausforderungen des täglichen Lebens mit all seinen notwendigen Entscheidungen zu stellen, oder er fällt – im Bestreben, alles zu vermeiden, was nicht im Einklang mit seinen festen Lebensprinzipien steht – in das Stadium der Dekompensation, in welchem diese Prinzipien bis zum Exzeß entarten.

c) Crab Apple

Holzapfel Malus Pumila

Crab-Apple-Typen sind sehr gewissenhafte und ordentliche Menschen. In ihrem Bestreben, alles ganz genau zu machen, übertreiben sie häufig in pedantischer Manier. Das Ergebnis ist Sauberkeitsfanatismus und Perfektionismus. Aber nicht nur hinter Extremen wie z. B. einer vom Putzfimmel besessenen Hausfrau verbirgt sich ein Crab-Apple-Typus, sondern auch hinter einem harmlosen Musterschüler, der – fast wie unter einem unsichtbaren Zwang stehend – seine Hausaufgaben stets vorbildlich erledigen *muß*.

Diese Menschen empfinden sehr leicht Ekel, und zwar nicht nur vor materiellen Dingen, die ihrer Meinung nach unrein sind, wie z. B. Schmutz, Bakterien, Schweiß, allen körperlichen Ausscheidungen, sondern auch vor «mentalem» Schmutz wie unreinen Gedanken und «schlechten Schwingungen».

Gegen jede Art von Unordnung sind sie empfindlich und finden erst dann innerlich Ruhe, wenn alles seinen Platz hat.

Crab-Apple-Menschen sagen über sich selbst:

- Ich mache alles zu genau, geradezu kleinkariert.
- Ich will nur positiv auffallen.
- In meinem Beruf bin ich sehr pedantisch.

- Ich will perfekt sein.
- Ich fühle mich unrein, wenn ich meine eigenen Erwartungen nicht erfüllt habe.
- Es muß alles ordentlich sein, super, sonst bereite ich mir dadurch oft Streß. Und wenn ich es nicht schaffe, fühle ich mich hinterher als Versager.
- Ich lasse mich oft von Kleinigkeiten tyrannisieren und bleibe dann häufig im Detail stecken.
- Ich bin empfindlich gegen Unordnung. Sie stört mich sehr, auch bei anderen.
- Ich habe Angst vor Ansteckung, vor Infektionen.
- Ich ekele mich vor Schweiß und vor Hautausschlägen.
- Ich dusche jeden Tag mindestens einmal.
- Manchmal wasche ich mir sogar zweimal täglich die Haare.
- In punkto Sauberkeit bin ich sehr pingelig, es ist fast eine Phobie.
- Ich kann auf keine fremde Toilette gehen, so ekelt es mich davor.
- Ich habe Ekel vor meinen eigenen Ausscheidungen und will deshalb nichts essen, weil ich nichts verdauen will.
- Es gibt Situationen, in denen ich das Gefühl habe, mich reinigen zu müssen. Dann dusche ich oder führe Erbrechen herbei.
- Wenn ich zuviel oder etwas Falsches gegessen habe, stecke ich mir den Finger in den Hals, um es wieder zu erbrechen, sonst fühle ich mich unrein.
- Ich fühle mich organisch unrein.
- Bei der Sexualität habe ich das Gefühl, es wäre etwas Schmutziges.
- Ich versuche ständig, Negatives abzuwehren, um mich nicht zu vergiften.
- Ich habe Angst, mich in schlechter Gesellschaft geistig zu infizieren.
- Mit Alkoholikern oder Pennern will ich nichts zu tun haben.
- Ich habe manchmal das Gefühl, innerlich unrein zu sein, vor allem nach Ärger.

Crab Apple hat in einigen Punkten eine gewisse Ähnlichkeit mit Pine. Da jedoch die Motivation bei beiden Gemütszuständen völlig unterschiedlich ist, lassen sich die beiden Typen sehr leicht unterscheiden:

Pine-Typus	Crab-Apple-Typus
Fühlt sich sehr leicht schuldig.	Fühlt sich innerlich unrein.
Hat bei Versäumnissen schnell ein schlechtes Gewissen, weil er glaubt, dem Anspruch eines anderen nicht genügt zu haben, und dessen Konsequenzen fürchtet.	Fühlt sich bei Versäumnissen innerlich unrein, weil er seinen eigenen Ansprüchen nicht gerecht werden konnte.
Probleme mit der Sexualität aus dem Gefühl heraus, etwas Verbotenes zu tun.	Probleme mit der Sexualität aus dem Gefühl heraus, etwas moralisch Schlechtes, Unreines zu tun.
	Probleme mit allem, was mit dem Körper zu tun hat, z. B. auch Küssen und Stillen.
Schuldgefühl und Selbstvorwürfe äußern sich körperlich in Form von Magenschmerzen, Kreuzbeinbeschwerden oder Kopfschmerzen, die vom Nacken aufsteigen.	Das Gefühl, unrein zu sein, sich in seiner Haut nicht wohlzufühlen, äußert sich körperlich in Form von Hautausschlägen, Allergien oder der typischen Crab-Apple-Krankheit Bulimie.

Wodurch kommt es zu diesem extremen Gemütszustand, in welchem das Leben aus Angst vor körperlicher und geistiger Ansteckung zur Sterilität degradiert wird?

Wir haben bereits gesehen, wie Rock-Water-Menschen aus der Angst heraus, ihren eigenen Idealen untreu zu werden, alles meiden, was sie zu, ihrer Meinung nach, unmoralischen Taten verführt. Im Extremfall wird sogar der Umgang mit «unreinen» Menschen wie z. B. Rauchern, Fleischessern oder «Ungläubigen» gemieden. Da sich jedoch auf Dauer gewisse Aspekte der Persönlichkeit vom Leben nicht einfach ausschließen lassen, fühlen sie sich innerlich unrein, wenn sie ihre selbst auferlegten Verbote nicht einhalten können und ihre selbst gesetzten engen moralischen Grenzen überschreiten.

Mit der Zeit macht sich dieses Gefühl, unrein zu sein, selbständig und wird auf alle möglichen Bereiche des Lebens projiziert. Der «innere» Schmutz wird übertragen auf die Umgebung, in der jede Art von Unreinheit heftig bekämpft wird. Doch alles, was wir in unserer Außenwelt bekämpfen, ist in Wirklichkeit genau das, was uns an uns selbst stört, analog dem hermetischen Gesetz: «Wie innen, so außen.»

Aber es gilt auch: «Wie oben, so unten.» Wenn wir die Materie ablehnen, lehnen wir auch das dahinterstehende geistige Prinzip ab, welchen Namen wir ihm auch immer geben wollen. Die im Rock-Water-Zustand herrschende Ideologie stellt sich im Crab-Apple-Zustand somit selbst in Frage. Die Entwicklung hat von «lebensfremd» im Rock-Water-Zustand zu «lebensfeindlich» im Crab-Apple-Zustand in eine Sackgasse geführt. Der Betreffende kämpft ständig gegen seine als feindlich angesehene Umgebung, und zwar auf allen Ebenen zugleich. Die körperliche Manifestation dieser Abwehrhaltung ist die «Allergie».

Crab Apple wird von vielen Praktikern eingesetzt bei Hautausschlägen, Allergien und infizierten Wunden. Es wird dabei äußerlich angewendet in Form von Umschlägen, Salben oder Salbenverbänden. Auch zur Vorbeugung gegen Ansteckung oder bei bereits bestehenden Infektionen leistet es gute Dienste.

Dekompensationsblüte	Crab Apple
Kompensationsblüte	Rock Water
Kommunikationsblüte	Scleranthus

4. Gentian – Willow – Wild Rose

a) Gentian

Herbstenzian Gentiana Amarella

Gentian-Menschen sind ewige Pessimisten. Sie zweifeln an allem und jedem und finden für ihre negative Einstellung oft sogar eine logische Begründung. Bei äußeren Schwierigkeiten sind sie leicht entmutigt und niedergeschlagen. Aufgrund ihrer Befürchtung, es werde ja doch schiefgehen, neigen sie dazu, vorzeitig aufzugeben. Doch häufig ist es gerade diese negative Erwartungshaltung, die den Erfolg vereitelt.

Erleiden diese Menschen Rückschläge, sei es familiärer oder beruflicher Art oder bei Krankheiten, bricht für sie gleich die ganze Welt zusammen. Selbst kleinere Schwierigkeiten können sie schlecht verkraften und sind deshalb oft niedergeschlagen.

Gentian-Menschen sagen über sich selbst:

- Ich mache mir öfters Sorgen.
- Ich grüble ständig.
- Ich hinterfrage alles, komme aber zu keinem Ergebnis.
- Es fällt mir schwer, etwas positiv zu sehen.
- Ich bin ein Pessimist.
- Mein Verstand sagt oft: «Das darfst du nicht alles glauben.»
- Ich kann nicht glauben und versuche alles realistisch zu sehen.
- Ich bin skeptisch und sage zuerst einmal nein.
- Ich habe Angst, daß mein Vertrauen mißbraucht wird und bin deshalb eher vorsichtig.
- Ich mache mir über alles Sorgen und grüble dann: «Was machst du besser, wie arbeitest du besser, was hast du vom Leben?»
- Ich bin schon so oft vom Leben enttäuscht worden. Aus den schlechten Erfahrungen heraus sehe ich jetzt vieles negativ.
- Es fällt mir schwer, positiv über die Zukunft zu denken, da ich nicht glauben kann, daß sich meine Gegenwartssituation ändert.
- Bei Schwierigkeiten bin ich sehr leicht entmutigt und zweifle, ob es gutgehen wird.

Gentian-Menschen erwecken oft den Eindruck, sie wären ständig auf der Suche nach etwas Negativem, vielleicht, um ihre pessimistische Haltung zu rechtfertigen. Manchmal hat man sogar das Gefühl, daß es diesen Menschen gar nicht recht ist, wenn es ihnen gutgeht. Denn oft halten sie krampfhaft an etwas Negativem fest und suchen quasi das Haar in der Suppe.

Im Urlaub sind es häufig Kleinigkeiten, die ihnen den Spaß verderben. Manchmal wird sogar im nachhinein etwas Negatives hineininterpretiert, um die Freude wieder etwas zu dämpfen und die pessimistische Grundhaltung zu rechtfertigen. Sie sagen dann z. B.:

- So toll war das auch wieder nicht.
- Dafür hat sich das Geld nicht gelohnt.
- Die Sache war den Aufwand nicht wert.
- Das hätten wir auch zu Hause haben können.
- Wofür sind wir eigentlich so weit gefahren?

Es gibt aber auch Gentian-Typen, die als solche nicht auf den ersten Blick zu erkennen sind. Sie argumentieren wie folgt: «Ich sehe alles positiv. Es wird zwar sehr viele Schwierigkeiten und viel Ärger geben, aber ich bin sicher, daß ich es schaffen werde.»

Das Erwarten von Schwierigkeiten jedoch ist bereits eine negative Grundhaltung, auch wenn der Betreffende das Ziel als positiv angibt und deshalb meint, er wäre ein Optimist.

Eine andere Art des Gentian-Typus sind Menschen, die immer wieder betonen, sie wären kritisch oder auch skeptisch. Hinter dieser eindeutig negativen Haltung steckt häufig die Angst, in unserer wissenschaftlichen Gesellschaft als naiv und leichtgläubig zu gelten. Ihre vorgespielte Skepsis dient hier eher als Selbstschutz und soll Stärke vortäuschen. Ihr Grundproblem ist das mangelnde Selbstvertrauen, weshalb hier auch an die Blüte Larch zu denken ist. Allerdings wird mit der Zeit jeder, der sich ständig einredet, skeptisch zu sein, über kurz oder lang zu einem Pessimisten.

Wer einer Sache gegenüber von vornherein skeptisch eingestellt ist, verhindert eine objektive Prüfung. Besser ist es, offen zu sein für alles Neue und sich erst am Schluß eine Meinung zu bilden, wie es in der Bibel steht: «Prüfet alles, und das Gute behaltet.»

Ein Gentian-Zustand tritt auch als Folge von langwierigen

Krankheiten auf, wenn der Patient zermürbt ist und Zweifel an seiner Genesung hat. Auch bei langanhaltenden Schwierigkeiten, Eheproblemen, einer schlechten beruflichen Situation ohne Aufstiegschancen oder der Möglichkeit eines Berufswechsels, längerer Arbeitslosigkeit und anderen scheinbar ausweglosen Situationen ist an Gentian zu denken. Allerdings muß man hier Zweifel und Entmutigung von Resignation und innerer Kapitulation unterscheiden.

Gentian ist das Mittel für die exogene reaktive Depression, d. h. eine tiefe Niedergeschlagenheit, die durch ein Ereignis oder eine äußere Situation hervorgerufen wurde. Gentian-Menschen sollten sich immer wieder vor Augen halten, daß sie durch ihre ständigen negativen Gedanken eine Ursache setzen, deren Wirkung darauf abzielt, ihre negative Erwartungshaltung zu bestätigen. Gleiches zieht Gleiches an.

Erfolg ist das Ergebnis positiver Gedanken – Mißerfolg das Ergebnis negativer. Im übrigen kann es so schlimm, wie man es sich in seiner eigenen Phantasie ausmalt, gar nicht werden. Der Volksmund sagt: «Die Suppe wird nicht so heiß gegessen, wie sie gekocht wird.»

Die ständige Schwarzseherei dieser Menschen hüllt alles in dunkle Wolken, so daß das Schöne im Leben dadurch verborgen wird. Zurück bleibt eine Leere, die die Folge der pessimistischen Grundeinstellung und nicht deren Ursache ist. Gentian-Patienten verwechseln gerade Ursache und Wirkung, und da scheinbar alles im Leben schiefgeht, passiert es sehr leicht, daß sie sich ungerecht behandelt und vielleicht sogar als Opfer des Schicksals fühlen. Es folgt das Stadium der Kompensation, in welchem sie die Verantwortung für das eigene Unglück auf andere übertragen.

b) Willow

Gelbe Weide   Salix Vitellina

Willow-Menschen haben in ihrem Leben schon sehr viel Pech gehabt. Sie fühlen sich als Opfer und finden für ihr eigenes Unglück stets einen Schuldigen, sei es der Nachbar, die böse

Schwiegertochter, die eigenen Eltern, der Vorgesetzte, im Extremfall die ganze Gesellschaft oder gar das Schicksal.

Sie glauben ständig, sie würden ungerecht behandelt; aber anstatt sich mit ihrer Umgebung auseinanderzusetzen, schlucken sie ihre Wut hinunter und ziehen sich immer mehr verbittert vom Leben zurück. In ihrem Selbstmitleid beklagen sie sich über ihr angebliches Schicksal. Der Vorwurf: «Womit habe ich das verdient?» wird zum Leitmotiv ihres Lebens.

Willow-Menschen sagen über sich selbst:

- Ich fühle mich ungerecht behandelt.
- Ich frage mich oft: «Warum gerade ich?» – Ich wurde vom Schicksal schlecht behandelt.
- Ich fühle mich als Opfer des Schicksals.
- Ich habe noch nie geraucht, trinke keinen Alkohol und ernähre mich gesund. Oft frage ich mich, warum gerade ich krank bin. Womit habe ich das verdient?
- Manchmal beneide ich andere um ihre Gesundheit.
- Ich fresse Wut eher in mich hinein, da es nicht meine Art ist, mich mit anderen zu streiten.
- Ich mußte oft sehr viel Ärger schlucken, deshalb bin ich jetzt verbittert.
- Mir hat jemand so schlimmes Leid angetan, das vergesse ich nie.
- Ich konnte noch nie jemandem verzeihen, der mir wehgetan hat.
- Meine Wut ist eher selbstzerstörerisch. Einmal wollte ich mich sogar umbringen.
- Ich wollte eigentlich einen ganz anderen Beruf erlernen, hatte aber kein Geld zum Studium, deshalb ist mein ganzes Leben verpfuscht.
- Schuld an meinem jetzigen Gesundheitszustand sind die Ärzte. Sie haben die Krankheit zu spät erkannt.
- Ich kann nicht mehr richtig fröhlich sein.

Im Gentian-Zustand projizieren die Betreffenden die Schuld für das eigene Unglück ständig auf andere. Damit geben sie die Verantwortung für ihr eigenes Schicksal aus der Hand. Sie wollen nicht wahrhaben, daß sie selbst für die Wirkung, über die sie sich jetzt beklagen, die Ursache gesetzt haben. Vielleicht lag aber auch der Grund für die Enttäuschung in einer zu hoch gesteckten Erwartung oder gar in der Unfähigkeit, sich mit etwas Unabänderlichem abzufinden.

Im Willow-Zustand halten sie an allem Negativen fest. Manchmal hat man das Gefühl, daß sie sich in der Rolle des Opfers und des ungerecht Behandelten wohlfühlen.

Der Ausdruck der Mißbilligung zeigt sich bei den Betreffenden durch weit herabgezogene Mundwinkel, die auf die Dauer tiefe Falten unter den Mundwinkeln und am Kinn hinterlassen. Hellsichtige berichten bei derart Verbitterten über eine generell dunkle Aura mit pechschwarzen Stellen. Ihr Leben kennt nur noch Negativität.

Auch wenn diese Menschen nach außen hin sehr herzlich wirken, schwelt unter der Oberfläche Wut und Verbitterung. Aber im Gegensatz zu Holly-Typen gelangen diese Aggressionen nicht nach außen. Willow-Menschen explodieren nicht oder schimpfen gar. Sie versuchen eher durch stichelnde Bemerkungen, die die ihrer Meinung nach Schuldigen verletzen sollen, ihrer Rache Ausdruck zu verleihen.

Bei Holly sind die negativen Gefühle eher situationsbezogen und entzünden sich an einem äußeren Anlaß. Bei Willow ist die Negativität eine Grundhaltung der Persönlichkeit.

Willow verkörpert die Aggression, die nach innen geht, auf sich selbst gerichtet ist – Autoaggression. Die körperliche Manifestation dessen heißt «Rheuma». Hierbei zerstören Abwehrzellen, die normalerweise eindringende Erreger bekämpfen sollen, den eigenen Körper, vor allem die Gelenke. Dem Betreffenden wird schmerzhaft bewußt, daß er die Ursache seiner Probleme bei sich selbst zu suchen hat.

Die pessimistische Grundhaltung des Gentian-Zustandes, in dem ständig nur Negatives erwartet wird, hat nun nach dem Gesetz von Ursache und Wirkung tatsächlich das Unglück heraufbeschworen. Doch anstelle den eigenen Fehler zu erkennen, fühlen sich die Betroffenen von der Umgebung oder gar vom Schicksal betrogen und ziehen sich verbittert zurück.

Wird diesem Prozeß der Selbstzerstörung kein Einhalt geboten, folgt das Stadium der Dekompensation, in welchem sie an ihrem selbsterzeugten Leid zerbrechen und innerlich kapitulieren.

c) Wild Rose

Heckenrose Rosa Canina

Wild-Rose-Menschen haben innerlich kapituliert. Sie sind unglücklich und lassen sich völlig treiben, ohne die geringste Anstrengung zu unternehmen, irgend etwas an ihrer Situation zu verändern.

Ein Wild-Rose-Zustand tritt häufig in folgenden Situationen auf:

- unbefriedigender Beruf
- chronische Krankheit
- unglückliche Ehe
- ungewollter Kindersegen
- Gefängnisaufenthalt
- Armut
- Reichtum (vom Leben gelangweilt).

Da sich diese Menschen nicht mehr vorstellen können, daß sich an ihrer Situation irgendwann einmal etwas ändert, nehmen sie diese klaglos hin, sind apathisch, teilnahmslos und zeigen kein Interesse mehr an ihrer Umwelt. Es ist ihnen alles egal, da sie der Meinung sind, es wäre sowieso alles sinnlos. Sie glauben, ihr Unglück wäre durch das Schicksal vorherbestimmt, ihre Krankheit erblich bedingt oder gar unheilbar, vielleicht sogar Karma.

Wild-Rose-Menschen sagen über sich selbst:

- Ich habe innerlich momentan resigniert.
- Alles erscheint sinnlos.
- Ich fühle mich innerlich sehr leer.
- Ich hänge oft apathisch herum, kann nichts essen, kann nicht mehr arbeiten, kann mich über nichts freuen.
- Ich habe zu nichts mehr Lust, sehe im Leben keinen Sinn mehr. Es gibt nichts mehr, was mir Freude macht.
- Ich fühle mich wie tot.
- Ich habe keine Lust mehr am Leben.
- Ich denke öfters an Selbstmord.

- Ich habe mich selbst aufgegeben.
- Ich fühle mich seelisch wie ausgelaugt und denke oft: «Ich kann nicht mehr, und ich will nicht mehr. Es ist alles umsonst.»

Wild-Rose-Menschen sind antriebslos, energielos, ständig müde und sprechen meist mit einer monotonen, ausdruckslosen Stimme. Ihre Haut ist blaß und teigig, der Blutdruck stark erniedrigt und läßt sich oft nicht einmal durch stärkste blutdrucksteigernde Medikamente normalisieren.

In vielen Fällen kommen sie sogar nicht einmal aus eigenem Antrieb in die Praxis, sondern werden von Angehörigen gebracht. Da sie von vornherein keinen Therapieerfolg erwarten, hört man oft die Frage: «Wofür soll das gut sein?»

Es gibt aber auch Wild-Rose-Menschen, die als solche nicht so leicht zu erkennen sind. Sie sind zwar aktiv, erwarten aber vom Leben keine Erfüllung mehr. Sie arbeiten nur aus Pflichtgefühl, ohne Freude daran zu haben (Oak-Komponente). Manche können sogar andere begeistern und mitreißen, ohne daran innerlich beteiligt zu sein (Vervain-Komponente). Andere wirken nach außen hin sogar fröhlich und versuchen ihre innere Leere vor der Umwelt zu verbergen (Agrimony-Komponente).

Unter Umständen wurde auch der Wild-Rose-Zustand bereits teilweise überwunden und schwingt in allem, was sie tun, unbewußt noch mit. Deshalb ist es wichtig, bei der Anamnese zu erfragen, ob der Betreffende irgendwann einmal in seinem Leben resigniert habe.

Diese Form des Wild-Rose-Zustandes ist nicht leicht zu erkennen. Ein extrem niedriger Blutdruck kann hier der entscheidende Hinweis sein. Gibt man in diesem Fall ein paar Tropfen der Blüte auf die zugeordnete Hautzone, so berichten diese Menschen häufig über ein sofortiges Gefühl, wacher zu werden. Dies ist dann ein sehr guter Indikator für Wild Rose, auch wenn die Betreffenden angeben, daß der Resignationszustand bereits Jahre zurückliege.

Die Hautzonen lassen eine wesentlich objektivere Diagnose zu als das Gespräch. Im zweiten Band dieses Buches werden wir uns ausführlich mit dieser neuartigen Form der Bach-Blütentherapie beschäftigen.

Wild Rose ist die Folge eines vorangegangenen Willow-Zustandes, auch wenn dieser Zustand möglicherweise nur kurze Zeit angedauert hat. Doch steht vor jeder Resignation die Weigerung, eine äußere Situation anzunehmen wie sie ist.

Hat sich der Betreffende zuvor im Willow-Zustand verbittert vom Leben zurückgezogen, so fügt er sich im Wild-Rose-Zustand nun völlig in sein Schicksal und findet sich fatalistisch mit allem ab, da er jede Hoffnung aufgegeben hat.

Aus diesem Grund bildet Wild Rose die stärkste Therapieblokkade. Sie darf nicht übersehen werden, da sonst jeder Therapieerfolg – nicht nur der Bach-Blütentherapie – in Frage gestellt wird.

Dekompensationsblüte	Wilde Rose
Kompensationsblüte	Willow
Kommunikationsblüte	Gentian

5. Water Violet – Chestnut Bud – Beech

Water Violet

Sumpfwasserfeder Hottonia Palustris

Water-Violet-Typen sind sehr selbständige, fähige Menschen, die wegen ihrer Überlegenheit und Toleranz überall beliebt sind. In Problemsituationen behalten sie einen kühlen Kopf und sind gefragte Ratgeber, da sie objektiv bleiben und nicht versuchen, anderen ihren Willen aufzuzwingen. Sie mischen sich nicht in die Angelegenheiten anderer ein, weil sie es selbst nicht gerne sehen, wenn das andere bei ihnen tun.

Die innere Distanz zu ihrer Umgebung – von anderen hoch geschätzt – kann jedoch auf die Dauer zu einem großen Problem werden, da sie mit dem Gefühl der Überlegenheit verbunden ist. Auseinandersetzungen werden nicht allein deshalb vermieden, weil man sie für nutzlos hält, sondern auch, weil sie unter ihrer Würde sind.

Auch bleibt diesen Menschen mit der Zeit nicht verborgen, daß sie anderen in mancher Hinsicht tatsächlich überlegen sind. Und weil die Anlage zu Stolz und Überheblichkeit bereits vorhanden ist, bilden sie sich in der Folge immer mehr darauf ein; es entwickelt sich das Gefühl, etwas Besonderes zu sein. Die innere Distanz zur Umgebung wird hierdurch noch größer. Obwohl Water-Violet-Menschen beruflich als Ratgeber gefragt und beliebt sind, ziehen sie sich privat immer mehr zurück und entwickeln sich sogar zu Einzelgängern und Außenseitern. Für andere werden sie damit immer unnahbarer. Daraus entstehen Einsamkeit und Kontaktschwierigkeiten.

Da die Fähigkeit, für ihre Mitmenschen Gefühle wie Verständnis, Zuneigung oder gar Liebe zu entwickeln, mit zunehmendem Stolz, innerer Distanzierung und Abschottung immer mehr abhanden kommt, kann es in Extremfällen sogar zu regelrechter Gefühlskälte kommen.

Diese Gemütshaltung findet meistens ihren körperlichen Ausdruck in Schmerzen der Halswirbelsäule und Nackensteifigkeit, entsprechend dem Mangel an Demut und der Unfähigkeit, auch einmal den Kopf zu beugen.

Water-Violet-Menschen sagen über sich selbst:

- Ich fühle mich manchmal anderen überlegen.
- Ich bin manchmal anderen gegenüber etwas überheblich.
- Andere halten mich für eingebildet.
- Ich war immer der Beste, in der Schule, in der Lehre, im Beruf, nach dem Motto: «Ein Versagen gibt es bei mir nicht.»
- Ich fühle mich oft isoliert und gehe innerlich auf Distanz.
- Ich habe mehr Erfahrung als andere.
- Ich habe das Gefühl, daß in mir mehr Ideen und Fähigkeiten schlummern als in anderen Menschen.
- Ich erledige vieles lieber selbst, da es mir die anderen nicht gut genug machen.
- Ich lasse mir selber nicht gerne helfen, helfe dafür lieber anderen.
- Ich lasse andere nichts für mich machen, dann muß ich auch hinterher kein Dankeschön dafür sagen.
- Ich kann es nicht leiden, wenn sich andere in meine Angelegenheiten einmischen.
- Ich fühle mich innerlich oft anderen überlegen. Manchmal ist das peinlich, manchmal schön.
- Ich versuche immer, alles ganz vornehm zu gestalten.
- Ich will mit bestimmten Menschen nichts zu tun haben.
- Ich kann mich sehr schwer anderen Menschen, auch Vorgesetzten, unterordnen.
- Ich habe Angst, im Mittelmaß zu leben, dahinzuplätschern.
- Ich habe große Probleme mit der Demut.

Ein Water-Violet-Zustand tritt häufig bei Adeligen auf als Folge ihrer elitären Erziehung. Aber auch Menschen mit besonderen Fähigkeiten (Wunderkinder, Superintellektuelle, Aufsteiger) sind für dieses negative Seelenkonzept prädestiniert, ebenso solche mit besonderen Qualitäten (z. B. außergewöhnlich schöne Menschen, Fotomodelle, Muskelprotze). Aber auch in Berufen, die populär sind und das Image in sich tragen, etwas Besonderes zu sein, wie z. B. Künstler, Schauspieler, Politiker usw., liegt die Verführung, sich auch tatsächlich als etwas Besseres zu fühlen.

Oft versuchen diese Menschen alles perfekt zu machen, um sich noch mehr von der «Masse» abzuheben. Götz Blome schreibt dazu: «Stolz benötigt Bewunderer, und er zerstört die unschuldige Selbstverständlichkeit jeder außergewöhnlichen Eigenschaft ... Er baut Hierarchien auf und trennt uns von unseren Mitmenschen ... Stolz ist eine unmenschliche Eigenschaft. Er zeigt, daß wir unser Menschsein vergessen haben und uns darüber erheben wollen ... Er hindert uns daran, freundschaftlich zu denken, reden oder handeln und baut eine Barriere zwischen uns und den anderen auf.»[7]

Wird diesem Überlegenheitsgefühl kein Einhalt geboten, so besteht die Gefahr, daß sich die Betreffenden über Dinge erhaben fühlen, die nur ihrer eigenen Meinung nach unwichtig und banal sind. Auf diese Weise gehen sie an wesentlichen Aufgaben und Lektionen des Lebens vorbei und drücken sich im Stadium der Kompensation vor allem Unangenehmen, weil es, ihrem Empfinden nach, unter ihrer Würde liegt.

b) Chestnut Bud

Knospe der Roßkastanie Aesculus Hippocastanum

Menschen, die Chestnut Bud benötigen, lernen nur sehr schwer aus ihren Fehlern. Durch ihre unaufmerksame und oberflächliche Art entgeht ihnen vieles im Leben, so daß sie häufig notgedrungen den gleichen Fehler mehrmals begehen müssen, um daraus zu lernen. Dabei kann es sich um Kleinigkeiten handeln, wie z. B.

- den Schlüssel zu vergessen
- die Herdplatte nicht auszuschalten
- jeweils an der gleichen Kreuzung einem anderen die Vorfahrt zu nehmen
- sich abends nicht vom Fernseher zu trennen, um dann am nächsten Tag todmüde zur Arbeit zu gehen
- sofort nach einer Fastenkur wieder zu naschen und sich dann über die hinzugekommenen Pfunde zu ärgern
- eine Zigarette auszuprobieren, nachdem man gerade erst mit dem Rauchen aufgehört hat, um anschließend weiterzurauchen

- immer wieder auf den gleichen Vertretertyp hereinzufallen
- jedesmal wieder ein gebrauchtes Auto der gleichen Marke zu kaufen – trotz teurer Reparaturen in der Vergangenheit.

Doch auch in wesentlicheren Bereichen ihres Lebens wiederholen diese Menschen ständig ihre Fehler. So lassen sie sich z. B. immer wieder auf ein Verhältnis mit einem verheirateten Partner ein, obwohl sie schon mehrmals auf diese Weise Schiffbruch erlitten hatten, oder aber sie beginnen laufend neue Studien, ohne jemals eines zu Ende zu führen.

Chestnut-Bud-Menschen sagen über sich selbst:

- Ich bin manchmal sehr bequem.
- Problemen gehe ich grundsätzlich aus dem Weg.
- Meine Arbeit schiebe ich bis zum letztmöglichen Termin auf.
- Bei Arbeiten, die ich als langweilig empfinde, komme ich sehr leicht ins Trödeln.
- Ich schiebe Unangenehmes vor mir her und bin froh, wenn etwas anderes dazwischen kommt.
- Ich tanze oft um die Arbeit herum und erledige tausend unwichtige Dinge, um die Hauptsache liegenzulassen.
- Ich mache oft die gleichen Fehler.
- Obwohl ich schon mehrmals mit dem Rauchen aufgehört habe, fange ich doch immer wieder an.
- Im Urlaub bestellte ich im gleichen Restaurant beim selben Kellner die gleiche Suppe, obwohl ich mich bereits beim ersten Mal wahnsinnig darüber geärgert hatte, verdünntes Ketchup als Tomatensuppe serviert zu bekommen.
- Ich komme zu jeder Verabredung zu spät. Selbst wenn ich den Wecker eine halbe Stunde früher stelle, trödele ich irgendwie herum und gerate dadurch, wie jedesmal, wieder in Hetze.
- Ich kaufe mir ständig irgendwelche Bücher, blättere aber nur darin, gelesen werden sie alle nicht.
- Ich nehme vom Fernsehen alle interessanten Filme auf und habe dadurch schon eine ziemlich große Videothek. Allerdings habe ich mir noch kaum einen dieser Filme angesehen.
- Ich bin sehr schnell für etwas zu begeistern. Aber die anfängliche Euphorie läßt, gleich einem Strohfeuer, schnell wieder nach.

X• Ich lese oft mehrere Bücher gleichzeitig, da für ein Buch die anfängliche Begeisterung nach kurzer Zeit nachläßt und ich mich dann eher für ein anderes Buch interessiere.
X• Ich fange oft mehrere Dinge gleichzeitig an, führe sie dann aber nicht zu Ende.
- In Gedanken bin ich oft zwei Schritte voraus und überlege, was ich als übernächstes tun werde. Dadurch bin ich bei meiner jetzigen Arbeit häufig unkonzentriert.
- Ich schmiede sehr viele Zukunftspläne.
- Ich handle oft wider meine innere Stimme, auch wenn ich von vornherein weiß, daß es schiefgeht.

Diese Geisteshaltung äußert sich auch in körperlichen Beschwerden, die immer wiederkehren, als ob der Betreffende den gleichen Fehler im Körper ständig wiederholen müßte. Manche Chestnut-Bud-Patienten produzieren körperliche Krankheitserscheinungen immer nach den gleichen seelischen Auseinandersetzungen. Auch ihre Gehbeschwerden stehen symbolisch dafür, daß sie ständig vor etwas weglaufen möchten.

Typisch für diese Menschen ist, daß sie sich für vieles begeistern, dafür aber den alltäglichen Dingen des Lebens wenig Interesse entgegenbringen. So schmieden sie oft hochfliegende Pläne und überlegen in Gedanken bereits, was sie als nächstes tun werden, obwohl sie die jetzige Arbeit noch gar nicht begonnen haben. Aus diesem Grund sind sie oft unkonzentriert, vergeßlich und führen ihre Arbeiten nicht sehr gewissenhaft aus. Häufig beginnen sie mehrere Dinge gleichzeitig, führen jedoch nichts zu Ende.

Unangenehmes und Dinge, die sie momentan nicht interessieren, schieben sie einfach beiseite, um sie später zu erledigen, wenn sie Lust dazu haben. So findet man bei ihnen oft Stapel von Zeitungen und angelesenen Büchern, die sie irgendwann einmal zu Ende lesen wollen.

Oft wird die Zeit mit unwichtigen Kleinigkeiten ausgefüllt, um sich dafür zu rechtfertigen, daß die eigentliche Arbeit liegenbleibt. Werden die Betreffenden darauf angesprochen, finden sie stets eine plausible und logische Begründung. Häufig wird auch das Argument angeführt, daß sie die Arbeit alleine wegen der Menge überhaupt nicht schaffen können.

Das Verhalten dieser Menschen ist geprägt von der Flucht vor allem Unangenehmen, Uninteressanten, manchmal sogar vor sich selbst. Innerlich wie von einer Rakete angetrieben, stürzen sie sich ständig in neue Erfahrungen, haben tausend Ideen im Kopf, zimmern Zukunftspläne, leben dadurch aber ständig in einer inneren Hast. Ihre selbstverursachte Reizüberflutung führt zu Konzentrationsstörungen, einem schlechten Gedächtnis und der Unfähigkeit, den täglichen Anforderungen des Lebens gewachsen zu sein. Dadurch werden sie gleichgültig und zeigen wenig Interesse an der Gegenwartssituation. Doch im Vergleich zu Clematis-Menschen, die in einer Traumwelt leben, voll von Phantasien und Luftschlössern, sind es hier eher greifbare Dinge und realistische Ideen, die ihre Aufmerksamkeit fesseln.

Auch Honeysuckle-Menschen leben in einer Gedankenwelt. Sie weilen in der Vergangenheit, nach der sie sich zurücksehnen, weil sie in ihnen angenehme Erinnerungen wachruft.

Chestnut Bud ist der Folgezustand von Water Violet. Ziehen sich die Betroffenen im Water-Violet-Zustand *innerlich* von allem zurück, was ihrer Meinung nach nicht ihrer Würde entspricht, so distanzieren sie sich im Chestnut-Bud-Zustand auch *äußerlich* davon, indem sie alles Unangenehme, Unschöne verdrängen und ungeliebte Arbeit als notwendiges Übel bis zuletzt aufschieben.

Doch die Tatsache, daß sie immer wieder in die gleichen Fehler verfallen, zeigt, daß sich die Lektionen des Lebens nicht ganz beiseite schieben lassen. Und so kommt es – wenn der Betreffende nicht bereit ist, sich mit seinen eigenen Fehlern auseinanderzusetzen und daraus zu lernen – zum Stadium der Dekompensation, wo er sich erneut mit seiner Umgebung auseinandersetzt, aber nun in der Weise, daß er die Fehler bei anderen sucht.

c) Beech

Rotbuche Fagus Sylvatica

Beech-Menschen sind ewige Nörgler. Da sie überall stets das Negative suchen, finden sie auch fast immer irgendwo ein Haar in der Suppe.

Mitgefühl, Toleranz und Verständnis für die kleinen Fehler anderer ist ihnen unbekannt. Im Gegenteil, sie sind streng mit anderen und beschweren sich häufig über Kleinigkeiten. Typisch vor allem ist der empörte Vorwurf: «Wie kannst du nur ...!» Dabei werden oft die Mundwinkel herabgezogen, um ihrer Mißbilligung auch genügend Ausdruck zu verleihen. Andere halten sie deswegen für arrogant.

Überhaupt sind ihr bissiger Humor und ihre zynische Kritik ihrer Beliebtheit auf die Dauer sehr abträglich. Häufig ziehen sich andere von ihnen zurück, da sie sich durch das ständige Herabsetzen verletzt fühlen.

Beech-Menschen sagen über sich selbst:

- Ich kritisiere gerne.
- Ich kann bei offensichtlichen Mißständen meinen Mund nicht halten, selbst wenn ich mich dadurch unbeliebt mache.
- Ich tadle sehr oft.
- Andere nennen mich deshalb «Meckerziege».
- Ich tadle nur, weil ich es mit anderen gut meine und ihnen dadurch helfen will, indem ich sie auf ihre Fehler aufmerksam mache.
- Ich störe mich oft an der Oberflächlichkeit anderer.
- Ich neige dazu, andere in Gedanken herabzusetzen.
- Ich neige zu Spott und ironischem Nörgeln.
- Manchmal bin ich ganz stolz darauf, wenn es mir gelingt, eine miserable Situation mit treffenden Worten zu karikieren.
- Ich wäre ein guter Satiriker geworden.
- Wer den Schaden hat, hat auch den Spott.
- Mein sarkastischer Humor ist für andere häufig verletzend.
- Freunde von mir sagen, mein bissiger Humor wäre ätzend.
- Ich finde, wer nicht einmal mehr über die Fehler anderer lachen kann, ist schon arm dran.
- Wer nicht einmal ein bißchen Kritik ertragen kann und sich durch mein nicht böse gemeintes Sticheln verletzt fühlt, ist selbst schuld.
- Ich verstehe nicht, warum manche so empfindlich sind und auf ein bißchen Kritik so allergisch reagieren.
- Ich habe es nicht gerne, wenn jemand grundlos an mir herum-

nörgelt. Ich kritisiere ja auch nur, wenn es unbedingt sein muß und zum Besten anderer dient.

Ein Beech-Zustand zeigt, daß sich der Betreffende bereits in der Phase der Dekompensation befindet und somit dieses Problem vordringlich behandelt werden muß, auch wenn derjenige gerade diese Blüte als nicht besonders wichtig ansieht und sie lieber zugunsten anderer zurückstellen möchte.

Ein Beech-Zustand ist ein tiefgreifender Irrtum der Persönlichkeit, die sich darin mit Vehemenz in selbstherrlicher Weise gegen die kleinen Fehler anderer wehrt, um von den eigenen abzulenken, weil sie sich weigert, die eigene Unvollkommenheit vor sich selber zuzugestehen.

Hatte diese Person zuvor im Water-Violet-Zustand die, ihrer Meinung nach, wichtigen Dinge möglichst perfekt erledigt, um sich von der «Masse» abzuheben, so mußte sie im Chestnut-Bud-Zustand schließlich doch feststellen, daß sie – vor allem in ganz banalen Angelegenheiten ihres Lebens – trotzdem Fehler machte, und zwar häufig sogar die gleichen.

Im Beech-Zustand sucht sie nun nach Fehlern bei anderen Menschen, um von ihren eigenen kleinen Unvollkommenheiten abzulenken, die sie in ihrer Eitelkeit und ihrem Stolz verletzen und das tiefverwurzelte innere Überlegenheitsgefühl empfindlich stören. Die Erkenntnis, aus den eigenen Erfahrungen nicht genügend zu lernen, wird erträglicher, wenn sich Fehler auch bei anderen finden. Aber die Neigung zu Überheblichkeit und Stolz, gepaart mit der krampfhaften Suche nach Fehlern bei anderen Menschen, führt letztlich zu Arroganz und Intoleranz.

Auch wenn den Betroffenen diese Fehlhaltung selbst kaum stört und ihm infolgedessen als Problem so gut wie nicht bewußt ist – beruft er sich doch bei Klagen immer auf die «Überempfindlichkeit» des anderen –, so macht sie sich im körperlichen Bereich oft wesentlich schmerzhafter bemerkbar. Die intolerante Geisteshaltung überträgt sich nämlich mit der Zeit auch auf den Körper, der sich jetzt ebenfalls mit äußerster Heftigkeit gegen Kleinigkeiten und absolut harmlose Stoffe wie Blütenpollen, Hausstaub, Federn etc. wehrt. Die «Allergie» gegen die Unzulänglichkeiten anderer ist somit stofflich geworden.

Hier tut es not, sich selbst und anderen Fehler zuzugestehen und von seinem hohen Roß herabzusteigen, denn mit der Zeit kann dieses Fehlverhalten nicht nur unangenehm, sondern auch gefährlich werden. Genauso, wie das ständige Nörgeln und Tadeln von anderen als Angriff auf die Persönlichkeit und somit als bedrohlich angesehen wird, kann die Allergie in ihrer extremsten Form, der Anaphylaxie, für den Betreffenden selbst sogar lebensbedrohlich werden.

Dekompensationsblüte	Beech
Kompensationsblüte	Chestnut Bud
Kommunikationsblüte	Water Violet

6. Vervain – Hornbeam – White Chestnut

a) Vervain

Eisenkraut Verbena Officinalis

Vervain-Typen sind sehr begeisterungsfähige und idealistische Menschen. In ihrem Überschwang wollen sie andere an ihren Ideen und Erkenntnissen teilhaben lassen und versuchen, sie durch glühende Reden mitzureißen. Gelingt ihnen das nicht, sind sie enttäuscht und niedergeschlagen und legen sich in Gedanken neue Worte zurecht, die den anderen vielleicht doch überzeugen können.

Das ständige Bemühen, andere zu bekehren, läßt ihnen oft innerlich keine Ruhe und bringt sie dazu, sich bis zur Erschöpfung zu überfordern. Aus diesem Grund sind sie ständig innerlich angespannt und können häufig schlecht einschlafen. In dem Anliegen, ihre Umwelt von etwas zu überzeugen, schießen sie häufig über das Ziel hinaus und wirken fanatisch, unnachgiebig und dogmatisch. Sie lassen sich oft in endlose Diskussionen ein und geraten dabei leicht in Auseinandersetzungen, da sie von ihrer eigenen vorgefaßten Meinung nicht abrücken, ja sogar dem Gegenüber ihre eigene Überzeugung aufzwingen wollen. Sie fühlen sich teilweise sogar vom Schicksal dazu auserwählt, andere zu belehren.

Auf andere Menschen wirken sie in ihrem missionarischen Eifer oft ermüdend und anstrengend, so daß diese sich von ihnen zurückziehen.

Vervain-Menschen sagen über sich selbst:

- Wenn ich von etwas begeistert bin, muß ich es sofort jemand anderem mitteilen.
- Wenn derjenige nicht zuhört, könnte ich fast verzweifeln.
- Wenn ich eine gute Idee habe, möchte ich sie sofort an andere weitergeben.
- Ich versuche ständig, andere von meinen Ideen zu überzeugen, selbst dann noch, wenn diese kein Interesse zeigen. Oft bin ich anschließend völlig erschöpft, kann aber abends nicht einschlafen, weil ich total verkrampft bin.

- Ich kann mich mit voller Energie und Überzeugung für etwas einsetzen.
- Ich habe starke Ideale. Wenn ich von etwas überzeugt bin, kann ich notfalls kämpfen bis zum letzten Blutstropfen.
- Das Schlimmste für mich ist, wenn ich etwas sagen möchte und nicht kann oder darf.
- Ich kann Ungerechtigkeiten nicht ertragen.
- Ich stelle hohe Erwartungen an mich selbst.
- Ich möchte alles perfekt machen.
- Ich will vollkommen sein.
- Ich versuche andere mitzureißen.
- Ich will andere positiv beeinflussen und übe notfalls auch etwas Druck aus.
- Es fällt mir leicht, andere zu überzeugen.
- Ich setze mir in meinem Leben Ziele und habe keine Ruhe, bis ich sie erreicht habe.
- Ich mache alles ganz genau, erwarte das aber nur von mir selbst. Bei anderen ist es mir gleichgültig.
- Ich leide an inneren Spannungszuständen und kann nicht abschalten.
- Mein Hauptproblem ist meine innere Verkrampfung. Ich bin ständig irgendwo verspannt.

Das Perfektionsstreben von Vervain hat einen ganz anderen Charakter als das bei Crab Apple. Crab-Apple-Typen erledigen *alle* auf sie zukommenden Aufgaben äußerst sorgfältig und gewissenhaft. Sie handeln aus einem inneren Zwang heraus in pedantischer Manier, da sie sich sonst innerlich unrein fühlen. Vervain-Typen dagegen sind von einer Idee begeistert, für die sie sich engagiert einsetzen. Andere Dinge sind für sie Nebensächlichkeiten, denen sie wenig Aufmerksamkeit schenken.

Während Crab-Apple-Schüler in allen Fächern gute Noten haben, versuchen Vervain-Schüler in einem oder zwei Fächern Spitzenleistungen zu erzielen und alle Rekorde zu brechen. In anderen Fächern sind sie eher mittelmäßig, da sie der dargebotene Stoff nicht interessiert. Es ist aber auch möglich, daß ein Vervain-Schüler in allen Fächern miserable Leistungen bringt, weil er ein Hobby hat, das ihn ganz in Beschlag nimmt.

Vervain-Schüler fallen dadurch auf, daß sie im Unterricht nicht nur wie üblich die Hand heben, wenn sie etwas beizutragen haben, sondern darüber hinaus durch Schnalzen mit den Fingern und Zwischenrufe so lange drängeln und keine Ruhe geben, bis sie ihre Meinung an den Mann gebracht haben.

Erwachsene Vervain-Typen können Vortragende mit ihren Wortmeldungen und aufdringlich vorgebrachten Meinungen erheblich stören. Hinterher entschuldigen sie sich dann mit den Worten: «Ich mußte das loswerden!»

Der Unterschied zu Rock Water liegt darin, daß jene ein bestimmtes Ideal oder auch eine Ideologie vorleben möchten, um anderen damit die praktische Anwendbarkeit ihrer Anschauung zu beweisen.

Ein Vervain-Typ will nur sich selbst etwas beweisen. Mittelmäßigkeit kann er nicht ertragen.

Auch Oak-Menschen verausgaben sich total und arbeiten über ihre Kraft. Doch ist hier die Motivation falsch verstandenes Pflichtgefühl, nicht Idealismus wie bei Vervain.

Die körperlichen Folgen dieser ständigen mentalen Überforderung zeigen sich in Zuständen innerer und äußerer Verkrampfung, z. B.:

- Muskelverkrampfung
- hohem Blutdruck
- Spasmen und Koliken
- Kopfschmerzen
- Überaktivität mit Unfähigkeit, sich zu entspannen
- dem ständigen Gefühl, gestreßt zu sein
- Nervosität und nervösen Ticks
- innerer Unruhe.

Häufig leiden diese Menschen auch an einer Überfunktion der Schilddrüse. Auf den Vervain-Zustand kann – als Folge der ständigen mentalen Verausgabung – eine kompensatorische Hornbeam-Phase folgen.

b) Hornbeam

Weißbuche oder Hainbuche Carpinus Betulus

Menschen, die Hornbeam benötigen, fühlen sich überfordert. Sie glauben, momentan der Last des Alltags nicht gewachsen zu sein, fühlen sich schwach, kraftlos und leiden unter einer großen geistigen Müdigkeit. Jeden Tag befinden sie sich in Montagmorgenstimmung und bleiben, wenn es möglich ist, lange im Bett. Doch je länger sie liegenbleiben, desto erschöpfter werden sie. Bei dem Gedanken, zu arbeiten, fühlen sie sich noch schwächer. Seltsamerweise geht aber die Arbeit gut voran, haben sie erst einmal damit begonnen.

Hornbeam-Menschen sagen über sich selbst:

- Ich bin in letzter Zeit total erschöpft.
- Ich bin so müde und würde am liebsten den ganzen Tag im Bett bleiben.
- Ich habe mich in letzter Zeit öfters überarbeitet.
- Ich bin morgens nach dem Erwachen müder als ich mich abends ins Bett gelegt habe.
- Wenn ich an meine Arbeit nur denke, werde ich immer müder. Es kostet mich dann viel Überwindung anzufangen, aber je mehr ich arbeite, desto besser geht es.
- Meine Arbeit fällt mir im Augenblick sehr schwer. Bereits die Vorstellung, was ich alles an diesem Tag zu tun habe, macht mir zu schaffen.
- Ich fühle mich meiner Arbeit nicht mehr gewachsen.
- Ich fühle mich oft innerlich ausgelaugt.
- Ich leide öfters unter Konzentrationsstörungen.
- Das Denken fällt mir schwer.
- Manchmal hänge ich stundenlang herum, bis ich mich aufraffen kann, etwas zu tun.
- Wenn ich abends noch spät arbeite oder fernsehe, beginnen meine Augen zu brennen und tränen vor Schwäche sehr stark.

Ein Hornbeam-Zustand ist die Folge einer einseitigen mentalen Überforderung, wie sie von Menschen des Vervain-Typus ständig praktiziert wird. Ein Übermaß an kopflastiger Arbeit, z. B. bei Studenten, Sekretärinnen, Managern etc., ohne entsprechenden körperlichen Ausgleich, schafft ein Mißverhältnis zwischen mentalem und körperlichem Bereich. Als Folge schaltet sich das Gehirn buchstäblich ab, um den Betreffenden zu zwingen, einen harmonischen Ausgleich dieser beiden Ebenen wiederherzustellen. Ein Hornbeam-Zustand sollte deshalb für den Betreffenden ein Alarmsignal sein.

Hornbeam hat gewisse Ähnlichkeiten zu Elm, Olive und Larch und sollte deshalb von diesen Zuständen genau unterschieden werden.

Larch-Menschen fühlen sich ebenfalls überfordert, doch ist es hier keine Schwäche oder Überarbeitung, sondern mangelndes Selbstvertrauen, das den Betreffenden ständig an seinen eigenen Fähigkeiten zweifeln läßt. Während Hornbeam-Patienten sich momentan überfordert fühlen und sagen, sie könnten *jetzt im Augenblick* nicht, aber wenn sie ausgeschlafen und mehr Kraft hätten, wären sie jederzeit dazu in der Lage, zweifeln Larch-Menschen ständig an ihrer Befähigung.

Das Blütenmittel Olive verkörpert einen Zustand totaler körperlicher und seelischer Erschöpfung, in welchem der Betreffende tatsächlich nicht mehr in der Lage ist, die entsprechende Aufgabe zu übernehmen, wohingegen Menschen im Hornbeam-Zustand lediglich psychisch erschöpft sind und durchaus noch dazu fähig wären, könnten sie sich erst einmal aufraffen.

Ein Elm-Zustand tritt eher akut in Situationen auf, in denen sich der Betreffende zuviel zugemutet hat oder sehr viel von ihm verlangt wird, wie z. B. bei Prüfungen. Seine Aufgaben stehen wie eine unüberwindliche Wand vor ihm. Es mangelt ihm nicht an Kraft wie bei Hornbeam und Olive, sondern allein an Durchhaltevermögen.

Wird der Hornbeam-Zustand nicht beachtet, kann er sich in der Folge zum White-Chestnut-Zustand ausweiten, dem Dekompensationszustand.

c) White Chestnut

Roßkastanie oder Weiße Kastanie   Aesculus Hippocastanum

White-Chestnut-Menschen fällt es schwer abzuschalten. Ihre Gedanken kreisen unaufhörlich in ihrem Kopf, ohne daß sie sich dagegen wehren können. Da sich diese andauernd wiederholen – ähnlich einer Schallplatte, bei der die Nadel hängengeblieben ist –, finden sie keine Ruhe und wälzen ständig Probleme, ohne zu einer Lösung zu gelangen. Dies erzeugt Kopfschmerzen, Konzentrationsstörungen, Verkrampfungen in der Stirn, Augenschmerzen, innere Unruhe und Nervosität.

White-Chestnut-Menschen sagen über sich selbst:

- Mir fällt es schwer abzuschalten.
- Ich führe häufig Selbstgespräche.
- Ich kann mich schlecht konzentrieren, da mir ständig tausend Dinge durch den Kopf gehen.
- Mir fallen oft unangenehme Situationen ein, die mich dann erneut belasten.
- Ich versuche oft, diese Gedanken wegzuschieben, aber es gelingt mir nicht, sie scheinen mich zu verfolgen.
- Ich erinnere mich häufig an peinliche Situationen und würde dann am liebsten vor mir selbst weglaufen. Selbst wenn ich mir einrede, daß eine bestimmte Situation vorbei ist, gelingt es mir nicht, die Gedanken an diese zu verdrängen.
- Häufig fallen mir Gespräche ein, die längst vorbei sind, und es ärgert mich immer noch, was ich dabei vergessen habe zu sagen.
- Ich führe oft Diskussionen mit anderen in Gedanken weiter und überlege mir, was ich hätte sagen sollen.
- Wenn mich jemand geärgert hat, geht mir diese Situation stundenlang, manchmal sogar tagelang durch den Kopf, und ich überlege mir, wie ich mich hätte wehren sollen.
- Mir fällt bei unserem Haus ständig etwas Neues ein, was wir beim Hausbau hätten anders machen sollen. Dabei kann ich mich nicht mehr darüber freuen, wie es jetzt ist. Innerlich mache ich ständig Pläne, wie es besser sein könnte. Dabei ist das Haus schon längst fertig.

- Ich wünschte, ich könnte diese ständigen Gedanken einfach abstellen, um innerlich zur Ruhe zu kommen.
- Ich schlafe meist schlecht ein, da ich meine Gedanken nicht abschalten kann.
- Ich bin ständig müde.

White Chestnut hat eine gewisse Ähnlichkeit mit Clematis und Honeysuckle. Aufgrund der unterschiedlichen Zielrichtung der Gedanken lassen sich die Blüten jedoch sehr einfach unterscheiden.

Clematis-Menschen sind ebenfalls ständig in Gedanken. Doch hier handelt es sich um angenehme Gedanken, Tagträume, denen sich der Betreffende freiwillig hingibt, während im White-Chestnut-Fall die Gedanken nutzlos, ja sogar lästig sind. Die auf diese Weise Gequälten wären froh, könnten sie sich von ihrem zwanghaften Denken befreien.

Honeysuckle-Menschen leben auch in einer Gedankenwelt, doch ist es hier die Vergangenheit, in die sie vor der Realität flüchten. Sie schwelgen in angenehmen Erinnerungen an die gute alte Zeit.

White Chestnut wird häufig in Kombination mit Pine, Gentian oder Star of Bethlehem gebraucht.

Bei gleichzeitig bestehenden Pine-Zuständen sind die Gedanken eingefärbt von Schuldgefühlen und Selbstvorwürfen. Die Betreffenden denken oft: «Hätte ich doch . . .!»

Wird neben White Chestnut noch Gentian gebraucht, sind die Gedanken eher grüblerischer Natur, begleitet von Sorgen und pessimistischen Anwandlungen.

Tritt ein White-Chestnut-Zustand in Kombination mit einem Star-of-Bethlehem-Zustand auf, drängt sich dem Betreffenden ein früheres seelisches Schockerlebnis immer wieder ins Bewußtsein. Es kommen ihm ständig vergangene unangenehme Ereignisse hoch, die ihn wieder aufs neue belasten.

White Chestnut tritt als Folge vorangegangener Vervain- und Hornbeam-Zustände auf. Während sich der Betreffende im Vervain-Zustand aufgrund seiner übergroßen Begeisterung mental total verausgabt, leidet er infolgedessen im Hornbeam-Zustand unter einer mentalen Müdigkeit und Schwäche.

Aus einem extrem exaltierten Yang-Zustand folgt zwangsläufig als Kompensation ein Yin-Zustand. Der Betreffende verhält sich eher passiv und verbringt im Extremfall den ganzen Tag im Bett.

Wurde bereits im Vervain-Zustand der Körper infolge intellektueller Überbetonung vernachlässigt, so ist die körperliche Aktivität im Hornbeam-Zustand auf ein Minimum reduziert, ebenso die geistige Aktivität infolge der mentalen Schwäche. Doch der Körper kann in keiner Sekunde seines Lebens inaktiv sein – das Herz schlägt rund um die Uhr. Aus diesem Grund erfolgt zwangsläufig eine Aktivität, in diesem Fall eine gedankliche. Nach dem gleichen Mechanismus haben Langschläfer abends Mühe einzuschlafen.

Die Hornbeam-Phase kann manchmal sehr kurz sein. Häufig wird sie sogar übergangen durch Aufputschmittel wie Kaffee, schwarzer Tee, Cola und Nikotin. Diese Stoffe, werden sie in der Dekompensationsphase weiter genommen, verstärken allerdings noch den White-Chestnut-Zustand. Kaffee macht bekanntlich schlaflos durch Gedankenjagen.

Um aus dieser Dekompensationsphase wieder herauszukommen, darf der Körper nicht weiter vernachlässigt werden. Körperliche Aktivität wie Jogging, Radfahren usw., aber auch Sauna, Trockenbürsten und kalte Abreibungen sind sehr hilfreich. Gerade letzteres nimmt abends vor dem Einschlafen die quälenden Gedanken und verhilft oft zu einem tiefen, erfrischenden Schlaf.

Dekompensationsblüte	White Chestnut
Kompensationsblüte	Hornbeam
Kommunikationsblüte	Vervain

7. Agrimony – Vervain – Sweet Chestnut

a) Agrimony

Odermennig   Agrimonia Eupatoria

Agrimony-Menschen wirken stets fröhlich und sorglos. Immer gut gelaunt und zu Scherzen aufgelegt, sind sie angenehme Gesellschafter und überall beliebt, da sie stets für Stimmung sorgen. Ihre Ausgelassenheit wirkt sogar auf andere ansteckend, so daß es in ihrer Gegenwart selten Langeweile gibt.

Diese Unbeschwertheit ist jedoch lediglich eine Fassade, hinter der sich tiefe seelische Not verbirgt. Von Sorgen, Ängsten und Befürchtungen gequält, suchen sie die Gesellschaft anderer, um gemeinsam mit ihnen ihre Probleme zu vergessen. Da sie aber andere mit ihren Schwierigkeiten nicht belasten wollen, versuchen sie diese herabzuspielen oder gar ganz zu vertuschen. So befinden sie sich ständig auf der Flucht vor sich selbst und brauchen Aufregung und Aktivität, um mit ihren Sorgen zurechtzukommen.

Da sie äußerst sensibel und harmoniebedürftig sind, gehen sie Streitigkeiten und Auseinandersetzungen prinzipiell aus dem Weg. Vor allem leiden sie schwer unter Disharmonie und Unfrieden und sind deshalb sehr schnell bereit nachzugeben.

Agrimony-Menschen sagen über sich selbst:

- Ich will andere nicht mit meinen Problemen belasten und behalte sie für mich.
- Ich löse meine Probleme alleine und zeige sie nicht nach außen. Statt dessen höre ich Musik oder lese ein Buch und versuche mich abzulenken.
- Ich habe Angst, mich anderen gegenüber zu offenbaren.
- Ich vertusche sehr viel. Von meiner Krankheit habe ich niemandem erzählt.
- Ich habe Angst, mir vor anderen eine Blöße zu geben.
- Bei Problemen teile ich anderen nur Kleinigkeiten mit. Das Wesentliche verschließe ich in mir selbst.
- Es muß mir schon ganz schlecht gehen, bis ich es zugebe.

- Im Beruf setze ich mir eine Maske auf, die manchmal fast wie eine Mauer ist.
- Ich lebe nach dem Prinzip «Keep smiling», da ich so erzogen worden bin.
- Ich kann andere Leute täuschen, indem ich meine Angst verberge.
- Selbst in der Psychotherapie habe ich anfangs viel vertuscht.
- Ich habe früher nach außen hin immer die Fröhliche gespielt und war auf vielen Parties; innerlich dagegen hatte ich resigniert. Nachts im Schlaf habe ich dann mit den Zähnen geknirscht.
- Ich lasse niemanden an mich heran.
- Ich habe Angst, tiefere Kontakte zu pflegen und bleibe deshalb lieber oberflächlich.
- Ich gebe meine Gefühle anderen gegenüber nicht zu.
- Ich überspiele vieles, da ich früher viel wegstecken mußte.
- Ich kann Freude nicht so richtig herauslassen.
- Ich habe versucht, anderen Menschen zu helfen, um vor meinen eigenen Gefühlen und Bedürfnissen davonzulaufen.
- Wenn ich meine Gefühle zurückhalte, stockt mir der Atem, und ich kann dann nicht richtig durchatmen.

Ein Agrimony-Zustand ist sehr leicht zu übersehen, da die Betreffenden selbst zu denen, von denen sie sich Hilfe erwarten, nicht ehrlich sind. Bei der Befragung weichen sie aus oder versuchen zu bagatellisieren. So werden Aussagen, die auf Schwierigkeiten hinweisen, im nächsten Satz gleich wieder in Frage gestellt, oder Probleme mit Ausdrücken wie «vielleicht», «möglicherweise» oder «ich neige schon eher dazu» von vornherein relativiert. Falls sie überhaupt über eigene Probleme sprechen, so nur über die oberflächlichen. Ihre Krankheit versuchen sie zu verharmlosen und machen selbst über ernsthafte Befunde noch Scherze.

Bei der körperlichen Untersuchung fällt oft auf, daß Akupunkturpunkte, die eigentlich auf Grund der Beschwerden oder der Laborwerte druckempfindlich sein müßten, überhaupt nicht reagieren. Das Lebensprinzip der Verdrängung ist vom seelischen Bereich bereits auf den Körper übergegangen, so daß dieser Störungen nicht mehr über seine Alarmpunkte zu erkennen gibt.

Der seelische Druck, unter dem diese Menschen stehen, und die innere Ruhelosigkeit machen sich häufig durch nervöses Fingertrommeln, Zittern der Hände, Muskelzucken, nervöse Ticks oder nächtliches Zähneknirschen bemerkbar.

Abends schlafen sie häufig schlecht ein, da sich alles, was sie tagsüber verdrängt haben, nun in ihr Bewußtsein drängt. Je länger sie im Bett liegen, desto unruhiger werden sie. Um ihren quälenden Gedanken zu entfliehen, sitzen sie oft bis spät in die Nacht vor dem Fernseher, lesen oder versuchen sich sonst irgendwie abzulenken. Für Alkohol, Medikamente und Drogen sind sie sehr anfällig, da ihnen diese helfen, ihre Sorgen zu vergessen.

Auch Gentian-Menschen werden von Sorgen gepeinigt. Doch bereiten sie sich diese selbst, indem sie an Negativem festhalten. Sie grübeln ständig über ihre Probleme, während Agrimony-Menschen Negatives verdrängen und versuchen, ihre Probleme beiseitezuschieben. Doch lassen sich diese aus dem Bewußtsein nicht völlig vertreiben, sondern kehren wie ein Bumerang immer wieder zurück. Und je mehr sie versuchen, die Sorgen wegzudrücken, desto größer wird der Gegendruck von innen. Die Betreffenden fliehen daraufhin um so mehr in die Außenwelt und benötigen immer mehr «Action», um ja nicht zum Nachdenken zu kommen.

Da die äußere Fassade dem wachsenden inneren Druck standhalten muß, verkrampfen sich diese Menschen immer mehr. Es entwickeln sich in der Folge körperliche Beschwerden, die dieses Festhalten symbolisieren, wie z. B. Verstopfung und eine nervöse Reizblase. Bei dieser wird beim Harnlassen immer nur ein Teil hergegeben, der Rest wird einbehalten. Schmerzen beim Urinieren zeigen dazu noch, daß das Loslassen als schmerzhaft empfunden wird.

Agrimony-Menschen leiden, oft ohne es zu wissen, unter Kontaktschwierigkeiten. Da sie andere immer nur auf eine gewisse Distanz an sich heranlassen, verlaufen alle Beziehungen relativ oberflächlich. Zu einem tieferen seelischen Kontakt sind sie nicht fähig. Aus der Sorge, dabei zuviel von sich selbst preiszugeben, fürchten sie diesen.

Da sie auf der anderen Seite Bekanntschaften zur Ablenkung von ihren Sorgen und Nöten brauchen, ja davon geradezu abhängig sind, suchen sie den Kontakt mit anderen, halten gleichzeitig jedoch innerlich angstvoll Abstand. Vor echten Emotionen fürchten sie sich, weil diese das – möglichst oberflächliche – Verhältnis zu ihren «Freunden» ernsthaft gefährden könnten.

Wer ständig seine Gefühle nach außen hin verbirgt, kommt in Gefahr, auf die Dauer seine eigenen Gefühle selbst nicht mehr zu kennen. Die äußere Fassade wird zum zweiten Ich, mit dem man sich mit der Zeit so weit identifiziert, daß das Bewußtsein über sich selbst – seine wahren Gefühle und Bedürfnisse – mit der Zeit verlorengeht.

Durch den zunehmenden Leidensdruck muß die Persönlichkeit einen Weg finden, um die wachsende innere Spannung loszuwerden. Die einfachste Lösung, um aus diesem Dilemma herauszukommen, ist loszulassen. Aber gerade das ist für den Betroffenen das Schwierigste, was er sich in seinem Leben vorstellen kann.

Da diese Möglichkeit ohne fremde Hilfe ausgeschlossen ist, folgt die Phase der Kompensation, in der die Flucht in die Außenwelt mit weit stärkeren Mitteln fortgesetzt wird: Durch den Versuch, andere von irgendwelchen Ideen oder Idealen zu begeistern, glaubt man sich selbst und andere von der eigenen Person ablenken zu können.

Agrimony stellt die am schwierigsten zu diagnostizierende Blüte dar. Hier kann man sich häufig nicht an die Aussagen der Betreffenden halten, sondern ist vor allem auf seine eigene Beobachtungsgabe angewiesen.

Menschen, die über innere Unruhe klagen, nach außen hin jedoch völlig ruhig wirken, kommen für Agrimony ebenso in Frage wie Kinder, bei denen Tränen rasch trocknen, die schnell wieder fröhlich sind und Unangenehmes erstaunlich gut wegstekken.

Auch Übergewicht, das nicht weichen will, weil der Betreffende die abgespeckten Pfunde nach jeder Fastenkur in kurzer Zeit wieder drauffuttert, deutet darauf hin, daß mit dem Essen ein seelischer Konflikt kompensiert wird. Überhaupt haben die meisten Agrimony-Aspiranten irgendein verstecktes Laster.

Ein Agrimony-Zustand ist häufig die Folge einer akuten Notsituation, z. B. nach dem Tod eines Angehörigen oder nach der Trennung von einem Partner, wenn dieser jemand anderen gefunden hat, und stellt die individuelle Konfliktverarbeitung dar. Er kann aber auch in der Kindheit begründet liegen, wenn z. B. die

Eltern wenig Zeit für den Betreffenden hatten und dieser lernen mußte, alles mit sich selbst abzumachen. Manchmal wird auch von den Kindern die Reaktionsweise der Eltern übernommen. Der Leitsatz: «Ein Indianer fühlt keinen Schmerz» deutet auf die grundsätzliche Verdrängung von Gefühlen hin.

Im Prinzip kann man jedoch davon ausgehen, daß für diese Haltung bereits eine Veranlagung vorhanden war und die entsprechende Situation lediglich als Auslöser fungierte. Hier kann das Horoskop eine wirkliche Hilfe sein, um diesen Zustand zu erkennen. Vor allem dem Aszendenten und der Stellung des Mondes sollte im Verdachtsfalle besondere Beachtung geschenkt werden. In therapieresistenten Fällen lohnt sich, bei entsprechender Konstellation, auf jeden Fall ein entsprechender Versuch, denn Agrimony macht «ehrlicher».

b) Vervain

Eisenkraut Verbena Officinalis

Der Vervain-Zustand tritt *hier* nun als *Kompensation* eines Agrimony-Zustandes auf. Die Symptome sind die gleichen wie die bereits in der Schiene *Vervain – Hornbeam – White Chestnut* beschriebenen. Unterschiedlich ist jedoch die Motivation, die zu dem jeweiligen Zustand führt, und dementsprechend auch die Art und Weise, wie dieser kompensiert bzw. dekompensiert wird.

Wird Vervain als *Kommunikationsblüte* gebraucht, dann deshalb, weil der Betreffende infolge seiner Begeisterung übertreibt und versucht, andere von seinen Ideen zu überzeugen. In seinem Übereifer treibt er Raubbau mit seinen Kräften. Dies führt irgendwann zwangsläufig zu einem Zustand der Erschöpfung, die den Betreffenden im Stadium der Kompensation zu einem Kürzertreten zwingt.

Tritt dagegen der Vervain-Zustand als *Kompensation* eines Agrimony-Zustandes auf, so ist der Betreffende überaktiv, um dadurch sein Innerstes zu verbergen. Durch seine exzessiv extrovertierte Lebensweise gelingt es ihm, sich von seiner Seelenqual, seinen Sorgen und Ängsten abzulenken.

Kommt nun zu dieser inneren Not noch ein äußerer Schicksalsschlag hinzu, so ist – bildlich gesprochen – das Maß voll, und dem Betreffenden gelingt es nicht mehr, seine Probleme wegzustecken; im Gegenteil, die im Verlauf von vielen Jahren angestauten Emotionen verstärken noch den Leidensdruck. Er reagiert mit einem Zustand tiefster Verzweiflung, in welchem er glaubt, an seinem Schicksal zu zerbrechen.

c) Sweet Chestnut

Eßkastanie oder Edelkastanie Castanea Sativa

Menschen, die Sweet Chestnut brauchen, sind total verzweifelt. Ein unerwarteter Schicksalsschlag oder eine scheinbar ausweglose Situation hat sie an die äußerste Grenze ihrer seelischen Belastbarkeit gebracht. Sie wissen nicht mehr, was sie noch tun sollen, weil sie bereits alles versucht haben. Auf diese Weise erleben sie die plötzliche Sinnlosigkeit ihres bisherigen Tuns.

Diese totale Ausweglosigkeit führt zu einem Zustand tiefster Verzweiflung und innerer Leere, in dem sie sich selbst von Gott verlassen fühlen und keine Hoffnung mehr kennen. Sie können nicht mehr beten, sogar nicht einmal mehr weinen und fürchten, an ihrem Schicksal zu zerbrechen.

Sweet-Chestnut-Menschen sagen über sich selbst:

- Ich bin total verzweifelt.
- Ich sehe jetzt keinen Ausweg mehr aus dieser Situation.
- Ich kann diesen Zustand nicht mehr ertragen.
- Ich kann nicht mehr lachen und nicht mehr weinen; es ist eine völlige Leere in mir, und ich weiß nicht mehr weiter.
- Ich habe alles versucht, doch jetzt bin ich ganz verzweifelt.
- Jetzt ertrage ich es nicht mehr, sonst gehe ich kaputt.
- Gott hat mich total verlassen.

Edward Bach schreibt über Sweet Chestnut: «Es sind dies Momente, wenn Leib und Seele fühlen, daß sie zum äußersten Rand der Belastbarkeit getrieben, nachgeben und zusammenbrechen müßten. Wenn es scheint, als ob der einzige Ausweg nur noch in Zerstörung und Vernichtung bestehen könnte.»[8]

Menschen im Sweet-Chestnut-Zustand behalten, ähnlich wie im Agrimony-Zustand, ihren Schmerz für sich, während Gorse-Menschen jedem ihr Leid klagen. Sie behalten selbst an der äußersten Grenze ihrer Belastbarkeit ihre Emotionen unter Kontrolle, im Gegensatz zu Cherry-Plum-Menschen, die zum Selbstmord durch eine Kurzschlußhandlung fähig sind. Im Sweet-Chestnut-Zustand findet noch eine Auseinandersetzung und ein verzweifelter Kampf gegen das scheinbar unabänderliche Schicksal statt. Im Wild-Rose-Zustand dagegen haben die Betroffenen resigniert und ziehen aufgrund der Sinnlosigkeit sogar Selbstmord in Erwägung. Dieser wird schließlich von langer Hand geplant, während er im Cherry-Plum-Zustand für andere völlig unerwartet eintritt.

Bei plötzlichen Schicksalsschlägen, wie z. B. beim Tod eines nahen Angehörigen, scheint manchmal ein Sweet-Chestnut-Zustand unvermittelt aufzutreten, ohne daß zuvor Probleme irgendwelcher Art bestanden hätten. Doch dem ist nicht so. Die Veranlagung eines Menschen entscheidet, wie er in seelischen Extremsituationen reagieren wird. Verdrängt er Negatives (Agrimony), so wird er verzweifeln (Sweet Chestnut). Hält er an Negativem fest (Gentian), so wird er sich zunächst gegen sein Schicksal auflehnen (Willow), bei wachsendem seelischen Druck jedoch resignieren (Wild Rose).

Seelische Ausnahmesituationen bringen verborgene und latente seelische Konflikte an die Oberfläche des Bewußtseins, indem sie den Betroffenen ohne jede Vorwarnung in die Phase der Dekompensation katapultieren. Deshalb ist es wichtig, diese hinter den aktuellen Problemen verborgenen Blütenkonzepte einzusetzen, sobald der Hilfesuchende die momentane Situation verkraftet hat. Denn das eigentliche Problem wird mit den situationsbezogen verschriebenen Blütenmitteln nicht gelöst.

Dekompensationsblüte	Sweet Chestnut
Kompensationsblüte	Vervain
Kommunikationsblüte	Agrimony

8. Rock Rose – Agrimony – Cherry Plum

a) Rock Rose

Gelbes Sonnenröschen   Helianthemum Nummularium

Die Blüte Rock Rose wird benötigt bei seelischen Ausnahmezuständen, in Krisensituationen und allen äußeren Umständen, die bei den Betroffenen Furcht und Schrecken auslösen. Folgende Situationen führen häufig zu akuten Rock-Rose-Zuständen:

- Unfälle
- Schicksalsschläge; z. B. der Tod eines Angehörigen
- plötzliche Erkrankungen
- schwere Krankheiten, bei denen kaum noch Hoffnung besteht; z. B. Herzinfarkt, Gehirnschlag
- akute Schrecksituationen; z. B. wenn jemand in einem dunklen Keller eine Maus ins Gesicht springt
- lebensgefährliche Situationen; z. B. Beinahe-Ertrinken, Beinahe-Verkehrsunfälle bei hoher Geschwindigkeit, Erstickungsanfälle.

Die Betroffenen erleben in dieser Situation:

- Panik
- Entsetzen
- nacktes Grauen
- Todesangst
- sind vor Angst wie von Sinnen
- vor Schreck wie gelähmt
- können kaum einen klaren Gedanken fassen
- fühlen sich total ausgeliefert
- glauben, das Herz bleibe ihnen stehen.

Oft beschreiben sie die Situation mit den Worten: «Ich war wie vom Schlag getroffen.»

Folgende körperliche Symptome können infolge dieser Panik

auftreten: «Lähmungen, Bewußtlosigkeit, plötzliche Taubheit oder Sprachlosigkeit, eisige Kälte, Zittern, Verlust der Kontrolle.»[9]

Rock-Rose-Zustände treten nicht nur in akuten Situationen auf; es gibt auch Rock-Rose-Typen, die dazu neigen, Unangenehmes schockartig zu verarbeiten. Sie sind zart besaitet, geraten infolge ihres schwachen Nervenkostüms sehr leicht in Panik und sind anfällig für Neurosen und Beschwerden des vegetativen Nervensystems. Einige Autoren bringen dies mit einer Hormonschwäche der Nebennieren in Verbindung.

Die Angst ist bei diesen Menschen kein Dauerzustand wie z. B. bei Mimulus- und bei Aspen-Typen. Sie wirken meistens auch nicht ängstlich. Man hat hier eher den Eindruck, als ob eine tiefsitzende, im Unterbewußtsein verborgene Angst durch äußere Situationen immer wieder restimuliert wird.

Woher rührt diese Angst? Einen Deutungsversuch bieten Therapien an, bei denen es möglich ist, die eigene Geburt wiederzuerleben. Häufig läßt sich hierbei beobachten, daß panikartige Angstgefühle, ausgelöst durch Komplikationen während der Geburt, noch im Unterbewußtsein gespeichert sind und bei der Therapie in voller Stärke wiedererlebt werden. Sie scheinen selbst noch nach Jahrzehnten nichts von ihrer ursprünglichen Dramatik verloren zu haben. Werden diese Gefühle noch einmal durchlebt und in das Bewußtsein integriert, verschwinden häufig auch Beschwerden, die offensichtlich mit diesem Schockerlebnis zusammenhängen.

Eine Patientin erlebte beim Rebirthing (einer Atemtherapie, bei der der Atemrhythmus des Neugeborenen imitiert wird und damit Geburtserinnerungen ausgelöst werden) ihre Panik wieder, die sie bei der Geburt hatte, als die Nabelschnur um ihren Hals geschlungen war. Nach mehreren Rebirthing-Sitzungen verschwanden ihre chronischen Kopfschmerzen.

Interessanterweise litt sie gelegentlich unter Alpträumen und nächtlichen Zuständen, die an das Geburtserlebnis erinnern. Sie berichtete: «Ich leide manchmal unter nächtlichen Erstickungsanfällen. Irgend etwas schnürt mir den Hals zu. Dabei gerate ich in Panik und bin so durcheinander, daß ich den Lichtschalter nicht mehr finden kann und verzweifelt im Dunkeln herumtaste. Ich weiß dann oft nicht mehr, wo ich bin.»

Möglicherweise handelt es sich bei den Alpträumen, aus denen

Rock-Rose-Menschen häufig sogar schreiend erwachen, um Erinnerungen an verdrängte Erlebnisse, die sich diesen Personen im Traum ins Bewußtsein drängen. Diese traumatischen Erlebnisse müssen zwangsweise sehr weit zurückliegen, da sie ihnen nicht mehr bewußt sind.

Daß als Ursache häufig die Geburt in Frage kommt, zeigen o. g. Therapien. Da jede Geburt in irgendeiner Weise traumatisch ist – wir werden darauf bei Star of Bethlehem noch einmal zu sprechen kommen –, geben viele Therapeuten in die erste Bach-Blüten-Mischung Star of Bethlehem, das Mittel für den seelischen Schock. Trat bei der Geburt Todesangst auf, so ist statt dessen Rock Rose indiziert.

Zu bedenken ist, daß früher in fast allen Kliniken schnell abgenabelt wurde; außer bei der «sanften Geburt» ist diese Unsitte größtenteils heute noch üblich. Das Neugeborene kommt – wird die Nabelschnur durchtrennt, bevor es atmet – in akute Todesangst. Es muß sofort atmen, oder es stirbt. Vielen ist die Todesangst deutlich anzusehen. Der erste Atemzug ist begleitet von einem Angstschrei, der dahingehend interpretiert wird, daß das Kind gesund ist. Atmet es nicht gleich, bekommt es den berühmten «Klaps auf den Po». (Was ist das für eine verrückte Welt, in die manche sogar geprügelt werden müssen, damit sie sie nicht auf der Schwelle gleich wieder verlassen?)

Ein derart ausgelöster Rock-Rose-Zustand bleibt meist unentdeckt. Alpträume können zwar als – vager – Hinweis verstanden werden, jedoch fehlen meist präzise Symptome, um dieses Blütenmittel zu diagnostizieren.

b) Agrimony

Odermennig Agrimonia Eupatoria

Ein Agrimony-Zustand tritt *hier* als *Kompensation* eines vorangegangenen Rock-Rose-Zustandes auf. Die Angst und die Erinnerung an ein eventuell vorhandenes auslösendes Trauma werden verdrängt.

Beim bereits beschriebenen Agrimony-Zustand der Schiene

Agrimony – Vervain – Sweet Chestnut versucht der Betreffende seine seelischen Probleme nach außen hin zu verbergen und schützt seiner Umgebung Fröhlichkeit und Sorglosigkeit vor.

Das Blütenbild ist in beiden Fällen das gleiche. Der Prozeß der Verdrängung von Unangenehmem spielt sich jedoch auf unterschiedlichen Ebenen ab: im Fall der Kompensation primär in der Auseinandersetzung mit der eigenen Psyche, im anderen Fall im Umgang mit der Umgebung. Aus diesem Grund ist er dem Betreffenden als Kompensationszustand noch viel weniger bewußt und somit noch schwerer für den Therapeuten erkennbar.

Oft macht sich der innere Konflikt – ausgelöst durch ein Erlebnis von äußerster Panik oder gar Todesangst – erst in der Phase der Dekompensation bemerkbar, in der die verdrängten Bewußtseinsinhalte mit Macht an die Oberfläche des Bewußtseins drängen und dort panische Angst auslösen, daß die Verdrängungsmechanismen versagen und der Betreffende die Beherrschung verlieren könnte.

Da hier der Agrimony-Zustand eine Art Schutzfunktion vor Inhalten des eigenen Unterbewußtseins hat, die als bedrohlich angesehen werden, sollte in diesem Fall Agrimony sehr vorsichtig dosiert und die Reaktion auf die Einnahme gut beobachtet werden. Es ist durchaus möglich, daß die verdrängten Bewußtseinsinhalte dem Betreffenden in Form von Träumen, wiedererlebten Ängsten oder sogar klaren Rückerinnerungen wieder zu Bewußtsein kommen.

Tritt infolge der Einnahme von Agrimony eine innere Unruhe auf, die eventuell sogar stetig zunimmt, so ist die Einnahme dieser Blüte kurzfristig zu unterbrechen und die Dekompensationsblüte zu geben, auch wenn diese von den Symptomen her zunächst nicht zu passen scheint.

c) Cherry Plum

Kirschpflaume Prunus Cerasifera

Personen, die Cherry Plum brauchen, haben das Gefühl, innerlich auf einem Pulverfaß zu sitzen, das jeden Augenblick explodieren kann. Sie haben Angst vor ihren eigenen Gefühlen und befürchten, wenn sie diese losließen, würde ein schreckliches Unglück passieren.

Die panische Angst, durchzudrehen, auszuflippen, treibt sie an den Rand der Verzweiflung. In diesem seelischen Ausnahmezustand befürchten sie, die Herrschaft über sich zu verlieren und gegen ihren eigenen Willen furchtbare Greueltaten zu begehen. In ihren Zwangsvorstellungen sehen sie sich, wie sie andere Menschen grausam umbringen oder Hand an sich selbst legen. Die Angst, daß sie diesen Wahn in die Tat umsetzen könnten, bringt sie fast um den Verstand. Sie glauben, noch verrückt werden zu müssen und befürchten einen Nervenzusammenbruch oder gar die Einlieferung in die Psychiatrie.

Menschen, die Cherry Plum benötigen, sagen über sich selbst:

- Ich habe Angst, daß ich meine Beherrschung verliere, daß ich ausraste.
- Ich habe Angst auszuflippen.
- Ich kann innerlich nicht loslassen.
- Wenn die Belastung für mich zu groß wird, habe ich Angst, die Kontrolle über mich selbst zu verlieren.
- Ich denke oft: «Was machst du jetzt, was wird passieren, wenn du jetzt durchdrehst?»
- Ich habe Angst, daß Gewalttätigkeit aus mir herausbricht.
- Ich habe Angst, irgendwann einmal meine Großmutter umzubringen.
- Mich quält die Wahnvorstellung, mein Kind aus dem Fenster zu werfen. Ich weiß, daß ich so etwas normalerweise nie tun würde, aber ich habe furchtbare Angst, diesem inneren Zwang irgendwann einmal nicht mehr widerstehen zu können und diese grauenhafte Vorstellung in die Tat umzusetzen.
- Ich konnte noch nie total loslassen, habe noch nie richtig die Beherrschung verloren, aber wenn ich mich beherrsche, bekomme ich Migräneanfälle. Als ich ein Kind war, war meine Mutter schwer herzkrank. Mein Vater sagte immer: «Sei still, sonst wird Mutter krank.»
- Ich habe oft das Gefühl, wenn mit den Kindern noch etwas passiert, dann drehe ich durch.

- Ich habe Angst vor mir selbst, vor meinen eigenen Gefühlen, vor dunklen, tiefen Gefühlen in mir selbst.
- In der Meditation wird manchmal alles dunkel und düster, und ich sehe Fratzen. Dann muß ich aufhören.
- Ich leide oft an Seelenqualen. In mir ist eine tiefe Sehnsucht der Seele nach Erlösung, die mich innerlich fast zerreißt.

Bei einer einfachen Entspannungsübung sagte einmal eine Patientin: «Ich kann meine Augen nicht schließen aus Angst, die Kontrolle zu verlieren. Ich habe Angst, daß sich psychisch etwas tut, was ich nicht mehr rückgängig machen kann.»

Ein Cherry-Plum-Zustand ist die Folge eines vorangegangenen Agrimony-Zustandes. Im Agrimony-Zustand wird Unangenehmes verdrängt, im Cherry-Plum-Zustand verursacht das Verdrängte Angst. In der eben geschilderten akuten Form tritt er häufig als Folge von Drogenkonsum auf. Manchmal besteht dieser Zustand sogar noch Jahre nach der letzten Drogeneinnahme weiter. Solche Personen fallen oft dadurch auf, daß sie nicht einmal fünf Minuten warten können, da sie sonst befürchten durchzudrehen. Lieber gehen sie noch ein paar Minuten spazieren.

Ein Bekannter von mir war infolge von LSD-Einnahme in einen solchen Zustand geraten und konnte keinerlei monotone Geräusche mehr ertragen. Besonders beim Busfahren wurde dies problematisch. Es kam vor, daß er den Bus mitten auf der Straße anhalten lassen mußte und dann kilometerweit zu Fuß ging, weil er glaubte, das Motorengeräusch würde ihn um den Verstand bringen.

Damals hatte ich noch keine Bach-Blüten zur Hand, aber es gelang mir, ihm durch eine einfache meditative Übung beizubringen, bewußt loszulassen. Er verlor sofort die Angst und berichtete mir später, er wäre unmittelbar nach dieser Übung mit dem Bus nach Hause gefahren und hätte die Fahrt sogar genossen.

Innerlich loszulassen ist genau das, was Cherry-Plum-Menschen zu lernen haben. Da sie sämtliche Impulse, die ihrem Unterbewußtsein entspringen, angstvoll verdrängen, entsteht in ihrem Inneren ein Gegendruck, der mühsam verdrängte Erlebnisse und auch dunkle Seiten der Persönlichkeit mit Gewalt an die Oberfläche des Bewußtseins drängt. Die ungewollte Konfrontation mit dem eigenen Schatten erzeugt panische Angst.

Lernt der Betroffene, die aus dem Unbewußten kommenden Eindrücke und Bilder zu ertragen und ihnen keinen Widerstand mehr entgegenzusetzen, verschwindet der Spuk relativ schnell. Gerade indem er sich dagegen wehrt, hält er diesen Zustand aufrecht. Alles, was wir bekämpfen, verfolgt uns.

Ein Cherry-Plum-Zustand muß nicht immer so akut wie oben geschildert verlaufen. Er schwelt unter Umständen jahrelang vor sich hin. Typisch in diesem Fall ist ein innerer Zwang, dem sich der Betreffende nicht entziehen kann. Cherry Plum wird in diesem Fall zusammen mit anderen Blüten gebraucht. In Frage kommen bei

- Waschzwang: Crab Apple
- dem Zwang, immer lächeln zu müssen: Agrimony
- zwanghaftem Kritisieren und Tadeln: Beech
- Denkzwang, kann nicht abschalten: White Chestnut
- angstvollen Wahnvorstellungen mit Zwangscharakter: Aspen
- zwanghaftem Fragenstellen: Cerato

Dekompensationsblüte	Cherry Plum
Kompensationsblüte	Agrimony
Kommunikationsblüte	Rock Rose

9. Impatiens – Olive – Oak

a) Impatiens

Drüsentragendes Springkraut   Impatiens Glandulifera

Impatiens-Typen sind sehr ungeduldige und hektische Mitbürger. Sie arbeiten schnell, sprechen schnell, bewegen sich schnell und essen sogar schnell. Das einzige, was sie meist nicht sehr schnell können, ist einschlafen, da sie durch ihre gehetzte Lebensweise unter starker nervlicher Anspannung leiden und nur schwer abschalten können.

Sie befinden sich, wie von einer inneren Rakete angetrieben, ständig in Eile und treiben auch noch andere an, da sie für Menschen, die langsamer als sie arbeiten, kein Verständnis aufbringen können. Es macht sie rasend, zusehen zu müssen, wie andere – ihrer Meinung nach – die kostbare Zeit vertun. Aus Ungeduld reagieren sie dann leicht reizbar und werden rasch wütend, wenn die Sache nicht so schnell vorangeht, wie sie es sich vorgestellt haben. Deshalb arbeiten sie lieber alleine, um auf niemand Rücksicht nehmen zu müssen.

Ihr starkes Unabhängigkeitsstreben sorgt in vielen Fällen dafür, daß sie oft einsam sind.

Werden sie einmal krank, so sind sie darüber sehr verärgert und wollen so rasch wie möglich wieder gesund werden. Ihr Behandler wird von ihnen angewiesen, nur solche Medikamente zu verschreiben, die auch sehr schnell wirken.

Infolge ihrer hektischen Arbeitsweise neigen sie zu Unfällen. Ihr blitzschnelles Reaktionsvermögen verhindert jedoch meist das Schlimmste.

Impatiens-Menschen sagen über sich selbst:

- Ich bin ein sehr ungeduldiger Mensch.
- Mir kann alles nicht schnell genug gehen.
- Ich arbeite immer sehr schnell.
- Ich lasse mich oft aus Ungeduld zu Fehlern hinreißen.
- Ich nehme anderen oft aus Ungeduld das Wort aus dem Mund.

- Ich nehme anderen manchmal die Arbeit aus der Hand, wenn sie sich zu blöd anstellen. Ich kann das nicht mit ansehen.
- Ich treibe andere oft zur Eile an.
- Ich sage häufig: «Komm, los, auf, mach schon, nicht einschlafen, stell dich nicht so dumm an.»
- Wenn ich jemanden bitte, mir etwas zu bringen, und er tut es nicht gleich, beginne ich sofort zu schimpfen.
- Wenn ich warten muß und mir dabei überlege, was ich in der Zwischenzeit alles erledigen könnte, macht mich das ganz kribbelig.
- Ich hasse es, zu warten.
- Wenn ich irgendwo warten muß, frage ich sofort, wie lange es noch dauern werde, und gehe dann noch einmal weg.
- Wenn ich nicht überholen kann, fahre ich manchmal anderen ganz nah auf, weil es mich wahnsinnig macht, so langsam hinter jemandem hertrotteln zu müssen.
- Ich komme lieber etwas zu spät, als daß ich zu früh bin und warten muß. Deshalb gehe ich eher zu spät aus dem Haus als zu früh. Notfalls fahre ich etwas schneller.
- Meine nicht zu beherrschende innere Hast geht oft bis zur Atemlosigkeit.

Impatiens-Menschen stehen ständig unter einem inneren Zwang, etwas tun oder arbeiten zu müssen, da ihre Ungeduld und Gereiztheit einen Antrieb darstellen, den sie auf irgendeine Weise verarbeiten müssen. Sie leiden häufig, ihrem Temperament entsprechend, an inneren und äußeren Spannungszuständen, Schmerzen und Verkrampfungen von Muskeln, Rückenschmerzen, nervösen Magen- und Darmbeschwerden, nervösem Juckreiz u. v. a. Der erhöhte innere Druck erhöht auch häufig den Blutdruck, die «mentale Schnelligkeit» führt zu einer beschleunigten Pulsfrequenz.

Wie kommt es zu solch einem inneren Tempo, das es dem Betreffenden meist sehr schwer macht, mit seiner langsameren Umgebung zurechtzukommen?

Einerseits kann sicherlich eine Veranlagung vorliegen – die ungestüme, impulsive Natur des Widders ist sprichwörtlich –, andererseits gibt es Hinweise dafür, daß dieses Verhalten durch äußere Umstände, z. B. in der Schwangerschaft, geprägt wird.

In dem Buch *Das Seelenleben des Neugeborenen* schreibt Thomas Verny über Frühgeburten: «Findet eine Geburt nur ein paar Tage zu früh statt, wird das kaum Folgen haben; ein paar Wochen sind folgenschwerer, und eine vorzeitige Geburt von ein paar Monaten kann für das Kind physisch und psychisch verheerend sein. Das ‹Harmloseste›, was ich bei meinen vor der Zeit geborenen Patienten festgestellt habe, ist, daß sie sich ständig gehetzt und gequält fühlen. Dieses Gefühl, niemals aufholen und Schritt halten zu können, ist, glaube ich, eine direkte Folge ihrer verfrühten Geburt. Sie haben ihr Leben als Gejagte begonnen und kommen sich auch jetzt, viele Jahre später, noch als solche vor.»[10]

Das Geburtstrauma kann also, wie wir bereits bei der Blüte Rock Rose gesehen haben, bei der Entstehung negativer Seelenkonzepte eine erhebliche Rolle spielen. Ich werde bei der Blüte Star of Bethlehem noch einmal darauf zurückkommen.

b) Olive

Olive Olea Europaea

Menschen, die Olive benötigen, sind physisch und psychisch total am Ende. Sie sind dermaßen erschöpft, daß ihnen das Leben im Augenblick wie eine einzige Anstrengung vorkommt. Bereits alltägliche Dinge wie Waschen, Zähneputzen, der Gang zur Toilette u. a. erscheinen ihnen wie ein unüberwindliches Hindernis.

Ihr Gesicht ist blaß und ausdruckslos. Sie wirken apathisch, reden nur, wenn sie gefragt werden, und dann nur mit leiser Stimme. Sie sind völlig antriebslos und wünschen nur eines: zu schlafen.

Ein Olive-Zustand tritt auf nach Überarbeitung, chronischer Überbeanspruchung, Sorgen und langer, schwerer Krankheit, bei der ein verzehrender Kampf gegen das Leiden ausgefochten wurde. Er zeigt an, daß sämtliche Energiereserven aufgebraucht sind. Der Betreffende ist – im Gegensatz zu Hornbeam – nicht mehr in der Lage, seinen Aufgaben und Pflichten nachzukommen.

Menschen, die Olive brauchen, sagen über sich selbst:

- Ich bin so schlapp, ich möchte nur noch schlafen.
- Meine Reserven sind aufgebraucht.
- Ich bin so müde, daß ich kaum noch gehen kann.
- Ich bin zu kaputt, um mich über irgend etwas zu freuen.
- Das Leben ist im Augenblick eine einzige Last für mich.
- Ich kann nicht mehr; ich will nicht mehr; ich bin am Ende.
- Ich zähle bei der Arbeit die Stunden bis zum Feierabend.

Olive-Zustände kommen sowohl in abgemilderter als auch in der oben beschriebenen akuten Form vor, je nach Ausmaß der Verausgabung und Konstitution des Betroffenen.

Es muß nicht unbedingt eine langandauernde Überbeanspruchung bestanden haben. Ein einziger großer Kraftakt kann genügen, um eine anschließende Erschöpfung auszulösen. In diesem Fall verliert sich der Zustand meist von alleine wieder, da die Kraftreserven in der Regel nicht vollständig erschöpft sind. Mit Olive läßt sich die Regeneration jedoch beschleunigen.

Ein Olive-Zustand ist die Folge eines vorangegangenen Impatiens-Zustandes. Impatiens-Menschen leben wegen ihres überaktiven Wesens fast ständig über ihre energetischen Verhältnisse. Anfälle von Heißhunger sind bei ihnen oft Anzeichen dafür, daß ihr Energiepotential nahezu erschöpft ist. Hier heißt es dann für sie, die Konsequenzen zu ziehen und kürzerzutreten. Sonst könnte es sein, daß die totale Erschöpfung des Olive-Zustandes die Verwirklichung ihrer ungeduldig verfolgten Ziele in Frage stellt. Häufig wird versucht, mit Hilfe großer Willensanstrengung die Schwäche des Olive-Zustandes zu überwinden, um seine Arbeit fortzusetzen und seine Aufgaben zu erfüllen. Es folgt das Stadium der Dekompensation, gekennzeichnet durch die Blüte Oak.

c) Oak

Eiche Quercus Robur

Oak-Typen sind verantwortungsbewußte und zuverlässige Menschen, die auch dementsprechend viel leisten. Aus falsch verstandenem Pflichtgefühl bürden sie sich sehr viel auf und tragen manchmal sogar die Last anderer noch mit. Sie klagen nie und lassen sich selbst durch größte Schwierigkeiten nicht beirren.

Sind sie einmal krank, so wollen sie, ähnlich wie Impatiens-Typen, möglichst schnell wieder gesund werden, da sie mit sich selbst unzufrieden sind, wenn sie keine Leistung erbringen können.

Oak-Menschen sagen über sich selbst:

- Ich habe ein sehr ausgeprägtes Pflichtgefühl.
- Ich fühle mich für sehr vieles zuständig und arbeite deswegen hart.
- Ich mute mir eigentlich ständig zuviel zu.
- Ich bin regelrecht arbeitssüchtig.
- Ich kann keine Arbeit an andere abgeben, da ich mich selbst verantwortlich dafür fühle.
- Ich überziehe häufig in meiner Ausdauer und zwinge mich dann weiterzumachen, selbst wenn es über meine Kräfte geht. Erst bei 40°C Fieber bleibe ich zu Hause.
- Ich arbeite auch dann noch, wenn ich eigentlich nicht mehr dazu fähig bin. Selbst Kopfschmerzen oder Schwächeanfälle können mich nicht davon abbringen. Nach ein bis zwei Stunden sind diese ohnehin wieder verschwunden; deshalb unternehme ich auch nichts dagegen.
- So gegen 21.30 Uhr habe ich einen absoluten Tiefpunkt. Wenn ich diesen überwunden habe, halte ich problemlos bis 1.00 Uhr durch.

Oak ist genau das Gegenteil von Gorse. Während Menschen, die Gorse benötigen, sehr schnell mutlos und verzweifelt sind und leicht die Flinte ins Korn werfen, geben Oak-Menschen nie die Hoffnung auf. Sie arbeiten selbst dann noch, wenn sie körperlich eigentlich nicht mehr dazu in der Lage sind, und zwingen sich dazu mit enormer Willensanstrengung. Sogar in scheinbar aussichtslosen Fällen, wo andere schon längst aufgegeben hätten, kämpfen sie tapfer weiter, notfalls bis zum totalen Zusammenbruch.

Auch Vervain-Menschen überarbeiten sich ständig und neigen ebenfalls dazu, den «toten Punkt» zu übergehen. Der Unterschied zwischen beiden Blüten liegt, wie die nachfolgende Gegenüberstellung zeigt, im Motiv.

	Oak-Typ	Vervain-Typ
Überarbeitet sich	• aus übertriebenem Pflichtgefühl	• aus reiner Begeisterung für eine Sache
Übernimmt die Arbeit anderer	• wenn diese damit nicht zurechtkommen	• um ihnen mit aller Gewalt beizubringen, wie es gemacht wird; selbst dann noch, wenn sich zeigt, daß sie dazu überhaupt nicht in der Lage sind.

Ein Oak-Zustand ist nicht immer leicht zu erkennen, da den Betreffenden oft nicht bewußt ist, was sie sich selbst und ihrem Körper mit ihrem Fehlverhalten antun. Im Gegenteil, sie haben dabei sogar ein gutes Gewissen, weil sie glauben, ihre Pflicht zu erfüllen. Wenn sich dann der Körper durch Krankheit weigert, diese Überbeanspruchung weiter mitzutragen, sehen sie das als Hindernis an, das es möglichst schnell zu überwinden gilt.

Kämpft ein Kranker mit aller Kraft gegen sein Leiden, anstelle sich dem Aufbegehren seines Körpers zu fügen, sich zunächst Ruhe zu gönnen und abzuwarten, wie sich die Sache entwickelt, so ist dies als deutlicher Hinweis auf Oak zu verstehen.

Ein Oak-Zustand tritt nicht nur nach Überarbeitung auf, sondern auch bei lang andauernder Krankheit, anhaltenden Schwierigkeiten beruflicher und familiärer Art, wie z. B. einer unglücklichen Ehe, die – der Kinder wegen – nur mit äußerster Willensanstrengung aufrechterhalten wird. Auch bei der Pflege eines kranken Angehörigen kann es zu einem Oak-Zustand kommen.

Was führt zu diesem extremen physischen und psychischen Spannungs- und Verkrampfungszustand, in dem es der Betroffene vor lauter Willensanstrengung nicht mehr schafft abzuschalten?

Wie wir bereits bei Olive gesehen haben, führt das ungeduldige, überaktive Wesen des Impatiens-Menschen sehr leicht zu einer energetischen Verausgabung und somit zu Schwächezuständen. Die innere Ungeduld und der Tätigkeitsdrang dieser Menschen treibt sie häufig, trotz Erschöpfung, weiter an und läßt sie nicht ruhen. Sie versuchen, möglichst schnell wieder fit zu werden und zwingen sich bei vorübergehenden Down-Phasen dazu weiterzumachen, da sie eine Ruhepause als reine Zeitverschwendung ansehen.

Mit der Zeit übergehen sie, ähnlich wie Vervain-Menschen, vorübergehende Erschöpfungsphasen. Während bei letzteren Aufputschmittel wie Kaffee, schwarzer Tee etc. meist genügen, um den mehr mentalen Erschöpfungszustand zu beseitigen, benötigen sie, um eine geistige *und* körperliche Erschöpfung zu besiegen, ein hohes Maß an Willensstärke.

Aus diesem Verhalten entwickelt sich auf die Dauer eine Geisteshaltung, die Unwohlsein und Schwächezustände als Hindernisse in der Pflichterfüllung sieht, die es baldigst zu beseitigen gilt. Das Pflichtbewußtsein dient jedoch eher als ein Alibi für den Raubbau an der Gesundheit, auch wenn das diesen Menschen nicht unbedingt bewußt ist. Es hat sich eben aus dieser Geisteshaltung entwickelt und bringt die Betroffenen dazu – wird diesem Irrtum kein Einhalt geboten – bis zum völligen Zusammenbruch durchzuhalten.

Für diese Menschen ist es oft bitter, wenn sie einsehen müssen, daß ihre wahre Motivation nicht Pflichtbewußtsein ist, sondern inneres Festhalten an ihrer völlig überspannten Lebens- und Arbeitsweise, verbunden mit der absoluten Unfähigkeit, abzuschalten und loszulassen.

Dekompensationsblüte	Oak
Kompensationsblüte	Olive
Kommunikationsblüte	Impatiens

10. Chicory – Red Chestnut – Honeysuckle

a) Chicory

Wegwarte Cichorium Intybus

Chicory-Typen sind freundliche, hilfsbereite Menschen mit einem ausgeprägten Familiensinn. Sie kümmern sich rührend um ihre Angehörigen; dabei scheint ihnen nie irgendeine Arbeit zuviel zu sein. In ihrer Hilfsbereitschaft stecken sie oft ihre eigenen Bedürfnisse zurück und können sich für andere regelrecht aufopfern.

Da sie eine starke Abneigung gegen Alleinsein besitzen, möchten sie die Menschen, die sie lieben, auch ständig in ihrer Nähe haben.

Ihre ständige Sorge um das Glück und das Wohl anderer ist jedoch in Wirklichkeit keine Nächstenliebe, sondern reine Eigenliebe. Sie helfen anderen nicht aus selbstlosen Motiven, sondern fordern von ihnen Dankbarkeit und versuchen, durch ihre Hilfsbereitschaft andere an sich zu binden und unter ihren Einfluß zu bringen. Dabei halten sie diesen oft vor, was sie ihnen dafür schuldig seien, um moralischen Druck auf sie auszuüben.

Chicory-Menschen sagen über sich selbst:

- Ich denke immer nur an das Wohl anderer.
- Ich mache mir Sorgen um Leute, die mir nahestehen, und versuche, ihnen zu helfen.
- Ich mache anderen oft gutgemeinte Vorschläge. Werden diese nicht befolgt, schalte ich notfalls die ganze Familie ein, um ihre Entscheidung zu beeinflussen.
- Wenn meine Kinder nicht meinen Willen tun, versuche ich es auf diplomatische Weise.
- Da ich von vornherein weiß, daß ich bei meinem Kind auf Widerspruch stoße, wenn ich es darum bitte, mit mir einkaufen zu gehen, sage ich ihm, es solle zu Hause bleiben. Dann geht es ohne jeden Widerstand mit.
- Wenn ich jemand einen großen Gefallen tue, erwarte ich selbstverständlich etwas zurück.

- Meine Gefühle sind sehr leicht verletzbar.
- Ich bin leicht gekränkt, wenn jemand nicht das tut, was ich möchte.
- Ich habe Angst, im Alter allein zu sein.
- Ich habe mein ganzes Leben lang nur für meinen Sohn gelebt, jetzt hat ihn mir meine Schwiegertochter weggenommen.

Chicory-Menschen zwingen anderen häufig ihre Wohltaten regelrecht auf und sind schnell beleidigt, wenn man ihre Hilfe ablehnt oder ihre Ratschläge nicht befolgt. Dabei brechen sie in Selbstmitleid aus und klagen: «Ich habe es doch nur gut gemeint, und jetzt tust du mir so weh. Was habe ich nicht schon alles für dich getan? Was wärst du ohne mich? Wo bleibt der Dank?» etc.

Sie versuchen stets, andere von sich abhängig zu machen oder nutzen ein bestehendes Abhängigkeitsverhältnis aus, z. B. zu Kindern, um diese zu beherrschen.

Sie gefallen sich darin, ihren Mitmenschen Ratschläge zu erteilen und mischen sich gerne in Angelegenheiten ein, die sie eigentlich nichts angehen. Dabei nutzen sie oft die Sympathie und das Pflichtgefühl anderer aus. Mit der Zeit versuchen sie, einen immer größeren Einfluß auf das Leben der anderen zu gewinnen und wollen schließlich in allen Belangen des Lebens um Rat gefragt werden. Wenn andere, selbst erwachsene Kinder, selbständige Entscheidungen treffen, sind sie tödlich beleidigt. Sie haben dann das Gefühl, übergangen worden zu sein und tragen es noch lange nach.

Ihre Machtansprüche stellen sie nicht so offensichtlich wie Vine-Typen, sondern eher auf diplomatische Weise. Häufig kommen ihre Forderungen jedoch wie der Wink mit dem Zaunpfahl, und die Angesprochenen gehorchen fast willenlos, da sie sich einbilden, sie wären es ihnen schuldig. Ihre Taktik ist manchmal so klug, daß sich der andere sogar einbildet, daß das, was er tut, für ihn selbst das Beste wäre.

Hier nun einige Beispiele zu dieser besitzergreifenden, egoistischen Persönlichkeitshaltung:

Eine pflegebedürftige alte Dame wollte immer nur von einer ganz bestimmten Angehörigen versorgt werden. War diese nicht da, verweigerte sie das Essen. Als die Pflegeperson in Urlaub fahren wollte, versuchte sie, diese dadurch zu zwingen, zu Hause zu bleiben. Ihre Erpressungsversuche gingen so weit, daß sie schließlich im Krankenhaus per Infusion künstlich ernährt werden mußte.

Ein Student erhielt von seinen Eltern nur soviel Geld, daß es gerade für die Miete und die laufenden Unkosten reichte, nicht aber für Lebensmittel. Diese bekam er von zu Hause mit. Auf diese Weise zwangen ihn seine Eltern, jede Woche heimzufahren, obwohl er das nicht wollte.

Das Geld bekam er nicht per Dauerauftrag, sondern jeweils durch eine erneute Überweisung. So wollten seine Eltern verhindern, daß ihre Geldzuwendungen zur Selbstverständlichkeit wurden.

Kam er einige Wochenenden – trotz finanzieller Einbußen – nicht nach Hause, vergaß der Vater «aus Versehen», das Geld zu überweisen. Er mußte deshalb zu Hause anrufen und wurde hierbei jedesmal an seine «Pflichten» als Kind erinnert, oft noch mit der vorwurfsvollen Frage, ob denn Geld das einzige sei, was ihn noch mit seinen Eltern verbinde.

Da er ohne Dauerauftrag seines Vaters das Bankkonto nicht überziehen konnte, mußte er bei jeder Mehrausgabe seinen Vater erneut anbetteln. Weil sich dieser prinzipiell weigerte, finanzielle Dinge am Telefon zu besprechen, wurde damit eine weitere Heimfahrt erpreßt.

Ein kleines Mädchen erpreßte regelmäßig ihre Spielgefährten mit dem Spruch: «Wenn du dieses Spiel nicht mit mir spielst, bin ich auch nie mehr dein Freund.»

Eine Patientin bekam in meinem Sprechzimmer regelmäßig Anfälle von Unwohlsein und innerer Unruhe. Sie meinte, es müßte an irgendwelchen Strahlungen liegen, vielleicht an Erdstrahlen oder elektrischen Schwingungen. Da angeblich auch das Behandlungszimmer – entgegen den Messungen eines Wünschelrutengängers – «strahlenverseucht» war, mußte ich die Bach-Blüten-Befragung im Wartezimmer vornehmen, mit dem Schreibblock auf dem Schoß. Daß das für mich sehr unbequem war – bei der homöopathischen Anamnese mußte ich dazu noch meine gesamten homöopathischen Repertorien ins Wartezimmer räumen –, störte sie nicht im geringsten. Im Gegenteil, sie vermittelte mir das Gefühl, daß ich mich schon etwas um sie bemühen müßte, wenn ich sie behandeln wollte.

Chicory-Eltern gelten für Außenstehende als gute Eltern, kümmern sie sich doch sehr intensiv um ihre Kinder. Daß diese in ihrem überbehüteten Elternhaus seelisch beinahe ersticken, bleibt anderen jedoch verborgen. Das Gefühl, eingeengt zu sein, keine Luft zu bekommen, äußert sich häufig auch körperlich: Kinder von Chicory-Eltern leiden oftmals an Asthma. Dadurch entsteht häufig ein Teufelskreis, denn durch ihre schlimme Krankheit werden sie noch mehr umsorgt und damit noch abhängiger von den Eltern. Solche Kinder heiraten meist – wenn überhaupt – sehr spät, oft erst nach dem Tod der Mutter.

Chicory-Eltern erziehen ihre Kinder häufig sehr streng mit der Begründung, sie wären für die Entwicklung der Kinder verantwortlich und müßten deshalb so handeln, um ihre Kinder vor Schaden zu bewahren. In Wirklichkeit ist es eine Rechtfertigung ihrer ausgeübten Macht.

Edward Bach schreibt dazu: «Alle elterliche Kontrolle sollte Schritt für Schritt aufgegeben werden, sobald die Fähigkeit zur Selbstverantwortung entwickelt wird, und später sollte keine Einschränkung oder falsche Pflichtvorstellung der Elternschaft die Gebote der Seele des Kindes behindern. ... Jeder Wunsch nach Kontrolle oder jede Absicht, das junge Leben aufgrund persönlicher Motive zu formen, ist eine schreckliche Art der Habgier und sollte niemals unterstützt werden; ...»[11]

Chicory-Eltern glauben, daß sie das, was sie für ihre Kinder getan haben, von ihnen zurückfordern könnten. Dies ist jedoch ein Irrtum, da sie die Zuwendung und Liebe, die sie ihren Kindern gaben, bereits als Vorschuß von ihren eigenen Eltern erhielten. Sie wollen gewissermaßen «doppelt abkassieren». Hierzu ein Beispiel, welches ihre Argumente verdeutlicht: Eltern klagten über den «Undank» ihres erwachsenen Sohnes, der gegen ihren Willen in eine für ihre Begriffe zu weit entfernte Stadt gezogen war, mit den Worten: «Eine Mutter ist kein Ventil in die Welt. Es gibt auch Verpflichtungen der Kinder gegenüber ihren Eltern.»

Chicory-Menschen leiden unter den verschiedensten Krankheiten, mit denen sie von ihrer Umgebung Zuwendung erpressen. Besonders «beliebt» sind jene, die die Aufmerksamkeit anderer auf sich lenken oder Mitleid erzeugen. Sehr gute «Erfolge» erzielen sie mit Herzkrankheiten, da diese bei ihrer Umgebung Angst erzeugen. Auch Krankheiten, die sie hilflos oder pflegebedürftig machen, bringen fast immer die gewünschte Zuwendung.

Vor allem in Situationen, in denen andere gegen ihren Willen handeln, erkranken sie prompt. Beispiele:

- Der Ehepartner will sich scheiden lassen.
- Die erwachsenen Kinder gehen aus dem Haus.
- Der Partner will wieder anfangen zu arbeiten.

Sehen Chicory-Menschen ihre Felle davonschwimmen, begehen sie unter Umständen einen Selbstmordversuch. Dieser unterscheidet sich jedoch von demjenigen bei Wild-Rose- und Cherry-Plum-Typen:

Chicory	Wild Rose	Cherry Plum
Selbstmordversuch, weil er nicht erreichen konnte, was er wollte.	Will sterben, weil alles sinnlos erscheint.	Dreht durch, weil er dem inneren Druck nicht mehr widerstehen kann.
Motiv: Erpressung	Motiv: Resignation	Kurzschlußhandlung
Selbstmord wird zuvor angedroht.	Selbstmordabsichten sind höchstens engsten Freunden bekannt.	Klagt anderen, er würde bald durchdrehen. Dies wird meist nicht ernstgenommen.
Suizidversuch wird ausgeführt, wenn äußere Umstände dazu günstig erscheinen.	Suizid wird von langer Hand geplant.	Suizid kommt völlig unerwartet.
So geplant, daß er rechtzeitig gefunden wird.	So geplant, daß es sicher klappt.	Keine Planung.

Die Blüte Chicory ist bei Erwachsenen schwer zu diagnostizieren, da sich der Betreffende seines Zustandes meist nicht bewußt ist. Oft rechtfertigt er sich für die Forderungen an seine Kinder mit dem biblischen Gebot: «Du sollst Deinen Vater und Deine Mutter ehren ...» Den entscheidenden Hinweis bekommt man hier schon eher von den Angehörigen, vorausgesetzt, sie sind sich über ihre Unterdrückung im klaren.

Chicory-Kinder sind dagegen sehr leicht an ihrem ungnädigen Weinen zu erkennen, wenn ihnen irgend etwas verweigert wird. Sie versuchen oft die Mitleidsmasche, auf die nicht besonders willensstarke Erwachsene leicht hereinfallen und sich von solchen Kindern regelrecht tyrannisieren lassen.

Ein deutlicher Hinweis auf ein Chicory-Bild ist die extreme Angst, allein zu sein. Therapieresistente Krankheiten aller Art sind ebenfalls Chicory-verdächtig, da hier der Kranke eventuell Nutzen aus seiner Krankheit zieht und eigentlich überhaupt nicht gesund werden will. Auch bei hysterischen Symptomen ist an Chicory zu denken, da diese ebenfalls geeignet sind, Aufmerksamkeit zu erzeugen.

Das Chicory-Bild läßt sich am besten charakterisieren als «Flucht vor sich selbst in den anderen». Dabei wird die eigene Identität auf die Person des anderen projiziert. Chicory-Menschen machen andere von sich abhängig, da sie selbst von diesen abhängig sind, weil das eigene Leben ohne sie sinnlos erscheint.

Da der innere Ablösungsprozeß von der Umgebung als Voraussetzung für die Hinwendung zur *eigenen* Persönlichkeit und schließlich zum eigenen Selbst von den Betroffenen – ohne therapeutische Hilfe (und/oder Bach-Blüten) – nicht geschafft wird, muß oft die Lösung dieses Konflikts durch die Umgebung kommen. Götz Blome schreibt hierzu: «Für jeden Chicory-Kranken ist es ausgesprochen schädlich, wenn man auf seinen unausgesprochenen Terror eingeht (und sich dann obendrein für seine Hilfe selbst auf die Schulter klopft). Er muß ja gerade von seiner krankhaften Gefühlsunselbständigkeit und dem dauernden Bedürfnis, die Zuwendung bewiesen zu bekommen, erlöst werden. Wenn ein solches Verhältnis bereits besteht, wird das nicht ohne – meist aber heilsame – Krisen ablaufen.»[12]

b) Red Chestnut

Rote Kastanie Aesculus Carnea

Red-Chestnut-Menschen leben in ständiger Angst und Sorge um andere. Es scheint, als würden sich ihre Gedanken nur mit dem Wohlergehen und der Gesundheit ihrer Familienmitglieder, ihrer Freunde und Bekannten beschäftigen. Häufig sehen sie Schwierigkeiten voraus und stellen sich das Schlimmste vor. Bei kleineren Befindensstörungen ihrer Angehörigen oder schon bei geringem Unwohlsein befürchten sie bereits eine ernste Erkrankung.

Ist ein Familienmitglied um die vereinbarte Uhrzeit noch nicht zu Hause, machen sie sich sofort Sorgen und befürchten bereits Schlimmes. Red-Chestnut-Eltern stehen Todesängste aus, wenn ihre Kinder mit der Schulklasse einige Tage alleine wegfahren. Sie verlangen von ihnen, daß sie jeden Abend anrufen, um sicher zu sein, daß ihnen nichts passiert ist. Sie möchten, aus Sorge, ständig wissen, wo sich ihre Angehörigen befinden.

Red-Chestnut-Menschen sagen über sich selbst:

- Ich mache mir sehr viele Sorgen um andere.
- Ich habe ständig Angst, daß meinen Kindern etwas passiert, daß sie leiden müssen.
- Ich leide unter der Angst, daß irgend jemandem in der Familie etwas Schlimmes zustoßen könnte.
- Ich mache mir nicht nur um meine eigene Familie Sorgen, sondern auch um meine Freunde.
- Ich wünsche mir oft, meinen Kindern ihr Leid abnehmen zu können.
- Wenn jemand aus der Familie mit dem Auto wegfährt, muß er unbedingt anrufen, wenn er angekommen ist, sonst mache ich mir Sorgen.
- Wenn ich meine Tochter in die Schule schicke, habe ich Angst, daß mich die schreckliche Nachricht erreicht, daß meinem Kind etwas passiert ist.

Red Chestnut ist die Kompensationsblüte von Chicory. Ein Red-Chestnut-Zustand ist das Stadium der Rechtfertigung der im Chicory-Zustand gestellten Machtansprüche vor sich selbst. Die Vorwürfe anderer, sie zu bevormunden oder gar zu unterdrücken, und die dabei eventuell auftretenden Selbstzweifel werden so beiseite geschoben.

Ihre Handlungsweise haben sie bereits im Chicory-Stadium vor anderen durch die Behauptung gerechtfertigt, sie würden dies alles nur im Interesse der anderen tun, da sie sich um sie Sorgen machen würden. Im Red-Chestnut-Zustand folgt die – unbewußte – Rechtfertigung vor sich selbst, indem sie sich tatsächlich Sorgen machen.

Die Flucht vor sich selbst hat nun bei ihnen eine Form angenommen, die sich am besten mit Selbstentfremdung charakterisieren läßt. Haben sie zuvor andere durch ihr diplomatisches Verhalten auf indirekte Weise beherrscht, so werden sie nun selbst von anderen auf indirekte Weise beherrscht, indem sich ihre eigenen Gedanken nur noch um das Wohl dieser Menschen drehen.

Da die eigenen Ängste und Sorgen auf andere projiziert werden, geht ihnen das Bewußtsein von sich selbst immer mehr verloren. Die Flucht vor sich selbst ist somit gelungen, aber um welchen Preis?

Ihrer Umgebung ist ihr tiefer seelischer Konflikt meist nicht in voller Tragweite bewußt, gilt es doch als eine edle Charaktereigenschaft, sich wie ein Samariter um andere zu kümmern. Die religiöse Erziehung und das christliche Ideal der Nächstenliebe führen leider bei vielen zu dem Trugschluß, daß sie andere nicht wirklich lieben würden, wenn sie sich nicht auch Sorgen um sie machen würden.

Der moralische Anspruch dieser Menschen ist jedoch nur vorgeschoben, da die Motivation die falsche ist. Der bessere Weg, anderen zu helfen, wäre, sie der Fürsorge Gottes anzuvertrauen, anstatt sich um ihr Schicksal zu ängstigen. Mangelndes Gottvertrauen und nicht wahre Liebe führen zu dieser pervertierten Form menschlicher Fürsorge.

Die Angst und Sorgen der Red-Chestnut-Menschen sind anderen keine wirkliche Hilfe, im Gegenteil, sie belasten diese und engen sie in ihrer Freiheit ein. Die Gedankenschwingungen der Angst übertragen sich auf die Menschen, auf die sie gerichtet sind. Ihre Wirkungen sind für Sensitive durchaus spürbar. Über Edward Bach ist bekannt: «Jeder Gedanke aus Depression, Sorge oder

Angst eines anderen Menschen verursachte bei Dr. Bach akuten körperlichen Schmerz.»[13]

Der Schaden, der durch die übertriebene Sorge angerichtet wird, kann auch materieller Natur sein: Red-Chestnut-Eltern geben z. B. ihren Kindern häufig bei Bagatellbeschwerden sofort starke Medikamente, aus Angst, es könnte sich eine ernsthafte Krankheit daraus entwickeln. Daß die ständige Unterdrückung von harmlosen Beschwerden und die häufige Einnahme dieser starken Arzneien für den kindlichen Organismus auf Dauer nicht gerade unschädlich ist, machen sie sich nicht klar, wollen sie damit doch nur Schlimmeres verhindern.

Red Chestnut hat, wie wir bereits gesehen haben, mit Chicory einige Gemeinsamkeiten. Im Einzelfall lassen sich die Blüten nicht immer genau voneinander abgrenzen, da die Übergänge zwischen beiden Zuständen häufig fließend sind.

c) Honeysuckle

Geißblatt, Je-Länger-Je-Lieber Lonicera Caprifolium

Honeysuckle-Menschen leben mehr in der Vergangenheit als in der Gegenwart. Da ihnen letztere im Augenblick nicht sehr viel zu bieten hat, flüchten sie sich vor ihr in Erinnerungen an bessere Zeiten. Sie setzen alles Gegenwärtige in Bezug zur Vergangenheit und stellen bei einem Vergleich fest, daß früher alles sehr viel schöner war als heute.

Durch die jetzige unbefriedigende Situation wird die Vergangenheit glorifiziert. Es entsteht der Glaube, daß sie außer dem damaligen Glück kein weiteres mehr zu erwarten haben. Daraus entwickelt sich eine starke Sehnsucht nach diesem Zeitabschnitt.

Im Gespräch mit anderen kommen sie immer wieder auf die «gute alte Zeit» zu sprechen und beginnen ihre Sätze häufig mit der Bemerkung: «Das waren noch Zeiten, als ...!»

In ihren Tagträumen hängen sie ihren Lieblingserlebnissen nach. Sie sind bei der Arbeit unkonzentriert, da die Gedanken ständig abschweifen.

Honeysuckle-Menschen sagen über sich selbst:

- Die beste Zeit meines Lebens war die Vergangenheit. Ich muß oft an sie denken; dabei kann ich mich noch ganz genau an Gefühle und sogar Gerüche erinnern.
- Ich lebe viel in Erinnerungen, vor allem an die Kindheit.
- Ich denke oft an meine Kindheit und wünsche sie mir wehmütig wieder her.
- Ich schwelge oft in nostalgischen Gefühlen.
- Ich leide häufig unter Heimweh.
- Ich träume oft von der «guten alten Zeit».
- Ich denke oft wehmütig an die Zeit zurück, als die Kinder noch zu Hause waren.
- Ich sehne mich oft nach der Zeit vor meiner Krankheit zurück.

Honeysuckle-Zustände treten häufig in folgenden Situationen auf:

- nach einem Umzug
- nach dem Verlust eines geliebten Menschen
- wenn Kinder erwachsen werden und aus dem Haus gehen
- nach einer Trennung vom Partner, die bereut wird
- nach der Pensionierung
- auf dem Sterbebett.

Eine Patientin stellte, als ihr einziger Sohn von zu Hause auszog, das Spielzeugentchen seiner vor fünfundzwanzig Jahren verstorbenen Schwester in der Küche in Augenhöhe auf, um jedesmal beim Anblick an die damalige glückliche Zeit erinnert zu werden. Ihre Motivation war das sehnsüchtige Verlangen nach der Gegenwart ihrer Tochter. Wenn diese jetzt noch leben würde, dann wäre sie nicht alleine.

Eine andere Patientin erzählte mir von einer Sehnsucht, die sie schon seit langer Zeit heimsuche, die sich aber auf nichts Konkretes beziehen würde. Es wäre einfach ein wehmütiges Gefühl und ein sehr starkes Sich-sehnen nach irgend etwas, von dem sie nicht wüßte, was es sei.

Nach einer Reinkarnationstherapie berichtete sie, sie hätte sich bei dieser Behandlung an ein Erlebnis aus einem früheren Leben erinnert, das die Ursache ihrer Sehnsüchte wäre, und sie wüßte jetzt, wonach sie sich sehnte. Dieses unbestimmte wehmütige

Gefühl wäre auch immer in ähnlichen Situationen wie «damals» aufgetaucht.

Durch die Gabe von Honeysuckle verschwand diese Sehnsucht in kurzer Zeit, zusammen mit den durch diesen Zustand ausgelösten körperlichen Beschwerden. Honeysuckle-Sehnsüchte beziehen sich prinzipiell auf ein tatsächlich erlebtes Ereignis. Ansonsten wäre Clematis die richtige Blüte gewesen.

Honeysuckle-Patienten leiden häufig unter Herzbeschwerden. Diese versuchen sie symbolisch daran zu erinnern, daß sie ihr «Herz», d. h. ihre Gefühle, aus der Vergangenheit in die Gegenwart zurückholen sollen.

Ein Honeysuckle-Zustand ist ein Dekompensationszustand, auch wenn die Symptome auf den ersten Blick nicht so dramatisch erscheinen. Der Betroffene lebt aber mit seinem Denken und Fühlen in der Vergangenheit, während sich sein Körper in der Gegenwart befindet. Infolge dieser «Spaltung» nutzt er nur einen Bruchteil seines geistigen Potentials. Die Flucht vor sich selbst ist in das letzte Stadium eingetreten, in die Flucht vor der Gegenwart. Die Selbstentfremdung des Red-Chestnut-Zustandes hat nun gänzlich zu einem Zustand geführt, der sich am besten durch den Begriff «realitätsfremd» charakterisieren läßt.

Der Betroffene findet, da er mit seinem Bewußtsein ständig in der Vergangenheit weilt, nicht seinen Weg durch die Gegenwart. Seine Blickrichtung ist immer nach hinten gerichtet, die Zukunft bringt für ihn keinerlei Perspektiven, und er erstarrt gefühlsmäßig. Er lebt wie ein Schatten, der zwar da ist, aber dennoch am Leben nicht teilnimmt.

Dekompensationsblüte	Honeysuckle
Kompensationsblüte	Red Chestnut
Kommunikationsblüte	Chicory

11. Mimulus – Heather – Mustard

a) Mimulus

Gefleckte Gauklerblume Mimulus Guttatus

Mimulus-Menschen sind ängstlich, äußerst sensibel und vor allem schreckhaft. Sie scheinen im wahrsten Sinne des Wortes lebende Mimosen zu sein. Der Katalog ihrer Überempfindlichkeiten ist groß, und ihre Umgebung tut sich schwer damit, ständig auf sie Rücksicht zu nehmen. Empfindlich sind sie vor allem gegen:

- laute Geräusche
- lautes Sprechen
- grelles Licht
- Neonbeleuchtung
- unfreundliche Worte
- Kälte
- Konflikte
- Aggressionen anderer.

Der hervorstechendste Charakterzug eines Mimulus-Menschen ist seine Angst. Diese bezieht sich, im Gegensatz zur Aspen-Angst, auf konkrete Objekte. Meist handelt es sich um alltägliche Dinge, wie z. B.:

- Krankheiten
- Gewitter
- Wasser
- Schmerzen
- Spritzen
- Zahnarzt
- Unfälle
- Autofahren
- Fliegen
- Einbrecher
- Tiere, z. B. Hunde.

Mimulus-Menschen sagen über sich selbst:

- Das Autofahren hat mir früher nichts ausgemacht. Jetzt habe ich Angst, daß mir etwas passiert.
- Die Angst vor allen möglichen Dingen läßt mich in jeder Hinsicht nicht das tun, was ich eigentlich vorhabe. Es ist furchtbar.
- In ein Flugzeug bekommt mich keiner, obwohl ich gerne einmal fliegen würde. Aber die Angst, abzustürzen, läßt es nicht zu.
- Auf etwas erhöhten Plätzen, z. B. auf einer Leiter oder wenn ich auf einen Baum klettere, bekomme ich Angst.
- Ich kann aus dem ersten Stock nicht aus dem Fenster sehen; ich bekomme es sofort mit der Angst zu tun. Auf den Balkon gehe ich immer mit gemischten Gefühlen.
- Ich habe ständig Angst, den Job zu verlieren. Jedesmal wenn ich zum Chef gerufen werde, befürchte ich bereits, er überreiche mir die Kündigung.

Ihre sensible Konstitution macht Mimulus-Menschen häufig das Leben schwer. Oft tyrannisieren sie, ohne es zu wollen, andere, indem sie sie dazu bringen, auf ihre Überempfindlichkeiten und Ängste Rücksicht zu nehmen.

Ein – etwas überzeichnetes – Beispiel soll veranschaulichen, wie dies im täglichen Leben aussehen kann.

Angenommen, ein Mimulus-Mensch wird eingeladen und bleibt über Nacht bei seinem Gastgeber. Er schläft, da die Wohnung sehr klein ist, notgedrungen mit diesem im gleichen Zimmer. Möglicherweise spielt sich dabei das folgende, für den Mimulus-Menschen gewohnte, Ritual ab: Der Gastgeber muß aus Rücksicht auf seinen sensiblen Gast früher ins Bett als üblich, da dieser nicht mehr einschlafen kann, wenn er nicht um die gewohnte Uhrzeit ins Bett kommt. Der Rolladen muß etwas geöffnet bleiben, weil der Gast sonst im Dunkeln Angst bekommt. Der Wecker wird aus dem Schlafzimmer entfernt, da ihn das Ticken am Einschlafen hindert. Die große Standuhr im Wohnzimmer wird angehalten, weil sie ihn mit ihrem Schlagen höchstwahrscheinlich aus dem Schlaf schrekken wird.

Im Laufe der ersten Nachthälfte wird der Gastgeber mehrmals mit der Bitte geweckt, endlich mit dem Schnarchen aufzuhören.

Mitten in der Nacht wird er schließlich erneut geweckt. Vor ihm steht ein völlig entnervter Gast mit der inständigen Bitte um ein eigenes Zimmer zum Schlafen, da er bisher noch kein Auge zugemacht habe. Höflich verläßt der Gastgeber das Schlafgemach und schläft – etwas unbequem – auf der Couch im Wohnzimmer.

Am nächsten Morgen wird der bereits fertige Kaffee weggeschüttet. Der Gastgeber hatte vergessen, daß er seinen empfindlichen Besucher nervös macht. Zum Glück ist noch etwas Milch im Kühlschrank. Die gewohnte Musik beim Frühstück muß ebenfalls unterbleiben, da sie ihn aufregt.

Der Besuch im Museum wird vorzeitig abgebrochen, weil es dort ziemlich überfüllt ist und sein Gast in der Menschenmenge Angst bekommt. Die Besichtigung des Fernsehturms gestaltet sich als etwas anstrengend – schließlich ist man hochgelaufen, um dem Aufzug zu entgehen –, und die Suche nach einem geeigneten Restaurant ist auch nicht leicht. Im einen ist es zu laut, im anderen stört der Rauch. Der geplante Diskothekenbesuch erweist sich ebenfalls als ein Flop. Die Musik ist viel zu laut, und das grelle Licht der Lightshow unerträglich. Man einigt sich auf einen Kinobesuch. Der Film ist zwar nicht besonders gut, dafür ist das Kino fast leer.

Auch wenn dieses Beispiel stark übertrieben wirkt, so gibt es doch Mimulus-Menschen, die in dieser Weise ihr Dasein fristen und in einer unsensiblen Umgebung fast nicht überlebensfähig sind. Ihr Leben wirkt nach außen hin fast wie eine Karikatur, und doch ist es für sie Realität.

Je weniger sie auf sich selbst Rücksicht nehmen, desto empfindlicher werden sie. Die «Freiheit» eines starken Kaffees holt sie spätestens in der darauffolgenden Nacht wie ein Bumerang wieder ein.

Sich aus diesem Teufelskreis aus eigener Kraft zu befreien ist für sie absolut unmöglich. Hier kann Mimulus – in diesem Falle möglichst unter der Führung eines Therapeuten – helfen, wieder ein menschenwürdiges Leben zu führen. Da ständig die Gefahr besteht, wieder in die alten Verhaltensmuster zurückzufallen, die wie ein Computerprogramm tief in das Bewußtsein eingegraben sind, ist dies in einem so extremen Fall wie im oben geschilderten nicht ohne fremde Hilfe möglich.

Erwartungsängste gehören, wie in der Literatur beschrieben,

auch teilweise zur Blüte Mimulus. Aber Larch-Menschen leiden ebenfalls darunter. Da die Motive bei beiden Blüten unterschiedlich sind, lassen sie sich gut unterscheiden.

Mimulus	Larch
Angst vor neuen Situationen; z. B. kindliche Angst am 1. Schultag.	Erwartungsangst; Angst, sich mit dem Neuen nicht zurechtzufinden, zu versagen, sich zu blamieren.
Die Angst ist auf ein Objekt bezogen, z. B. unbekannte Person.	Die Angst bezieht sich auf die eigene Person, ist also subjektbezogen.
Prüfungsangst – Angst vor dem Prüfer	Prüfungsangst – Angst durchzufallen
Ursache: ängstlicher Typ	Ursache: mangelndes Selbstvertrauen

Meist benötigen Mimulus-Menschen gleichzeitig auch die Basisblüte Larch, so daß in der Praxis sehr häufig beide Blüten gemeinsam gegeben werden.

Mimulus-Menschen sind häufig verschlossen und versuchen, ihre Ängste vor ihrer Umgebung zu verbergen. Auf diese Weise bleiben sie häufig unbemerkt, lediglich ihre Überempfindlichkeit läßt sich nicht verbergen.

Erst im Stadium der Kompensation, wenn der Leidensdruck sehr groß wird und sie sich infolgedessen an andere Menschen anklammern, wird für diese erkennbar, daß sich hinter ihrem nunmehr auffälligen Verhalten letztlich eine tiefe innere Problematik verbergen muß.

b) Heather

Schottisches Heidekraut Calluna Vulgaris

Heather-Menschen benötigen ständig Publikum. Sie erzählen jedem, der ihnen gerade über den Weg läuft, was sie im Augenblick beschäftigt. Sie meinen, ihre Umgebung hätte ein Interesse daran zu erfahren, was sie eben Aufregendes erlebt haben. Geheimnisse kennen sie nicht, und so sprechen sie sogar mit Fremden über ihre Probleme; Hauptsache, es hört ihnen jemand zu.

In Unterhaltungen anderer mischen sie sich sehr gerne ein, fühlen sie sich doch von jedem angesprochen, der sich in ihrer Nähe aufhält. Mit unaufhaltsamem Redeschwall reißen sie das Gespräch an sich und lassen andere kaum noch zu Wort kommen. Dabei rükken sie in ihrer Aufdringlichkeit immer näher an ihre Opfer heran, die sich ihnen auf diese Weise nicht mehr entziehen können.

Die Vorgehensweise eines Heather-Menschen läßt sich kurzgefaßt umreißen mit dem Ausspruch «Er kam – sah – und redete!»[14]

Heather-Menschen sagen über sich selbst:

- Ich brauche sehr viel Liebe und Zuneigung. Wenn ich Probleme habe, muß ich mit anderen darüber sprechen.
- Ich leide öfter unter Zuständen, wo ich mich furchtbar schlecht fühle. In solchen Situationen brauche ich jemand, der mir zuhört.
- Ich fühle mich, wenn ich alleine bin, sehr schnell einsam und muß dann mit irgend jemand telefonieren. Dabei ist es mir in diesem Moment oft egal, wen ich an der Strippe habe.
- Ich klammere mich häufig an andere an; ich habe ein ziemlich einnehmendes Wesen.
- Ich bedauere mich häufig selbst.
- Wenn ich krank bin, darf mein Ehemann nicht von meinem Bett weichen.
- Mein Arzt hat zu mir gesagt, ich soll nicht ständig auf die Symptome meines Körpers achten, denn meine Krankheit sei reine Einbildung.
- Meine Freunde beklagen sich darüber, daß ich immer reden muß, aber schlecht zuhören kann, wenn andere sprechen.

- Ich kann in keine Gesellschaft gehen, wo ich nichts reden darf.
- Ich nehme alles in Kauf, um im Mittelpunkt zu stehen.
- Ich ruhe nicht eher, bis sich im Verein alles um mich dreht.
- Ich ziehe mich ständig um, manchmal sogar drei- oder viermal am Tag, bis ich das Gefühl habe, bei anderen Menschen aufzufallen und dadurch beachtet zu werden.
- Wenn ich einen reichen Mann kennenlernen würde, der mir alles bieten könnte, durch den ich sogar berühmt werden könnte, so würde ich ihn sofort heiraten.

Heather-Menschen sind völlig selbstbezogen und in Gedanken nur mit sich selbst beschäftigt. Aus diesem Grund können sie auch schlecht zuhören, zumal sie kein Interesse an den Problemen anderer haben. Bei ihnen dreht sich alles nur um die eigene Persönlichkeit. Ihre Sätze beginnen deshalb meist mit «ich».

Aus der absoluten Unfähigkeit, allein zu sein, klammern sie sich an andere regelrecht an. Edward Bach beschreibt sie als «Kletten». Die Zuwendung, die sie in ihrer extremen Sympathiebedürftigkeit benötigen, erzwingen sie sich von anderen. Daß diese ihr Verhalten als sehr anstrengend empfinden und mit der Zeit nur noch aus reiner Höflichkeit zuhören, ist ihnen nicht bewußt.

Heather-Patienten erzählen oft bereits im Wartezimmer ihre ganze Krankengeschichte. Sind sie dann endlich bei ihrem Therapeuten angelangt, wird dieser mit Klagen förmlich überschüttet. In ihrer Hypochondrie haben sie sich selbst genauestens beobachtet und wollen ihre gesamten Symptome an den Mann bringen. Dabei bauschen sie gerne Kleinigkeiten auf und machen Mücken zu Elefanten. Sie bemitleiden sich selbst und wünschen sich von ihrem Gegenüber mindestens das gleiche Mitleid.

Heather-Kinder sind daran zu erkennen, daß sie sich in die Gespräche Erwachsener einmischen und diese oft nicht mehr zu Wort kommen lassen. Sie versuchen alles, um deren Aufmerksamkeit zu erlangen und im Mittelpunkt zu stehen. Gelingt ihnen das durch «normales» Verhalten nicht, werden sie albern und spielen den Kasper. Häufig nehmen sie sogar bewußt Strafen für ihr unartiges Benehmen in Kauf, da ihnen diese Art der Zuwendung immer noch lieber ist als überhaupt keine.

Dazu zwei Beispiele: Ein achtjähriger Junge versuchte in meiner

Praxis durch Pfeifen die Unterredung mit seiner Mutter zu stören. Auf ihre Ermahnung, damit aufzuhören, folgten diverse andere Geräusche, z. B. lautes Schmatzen oder Schnalzen mit der Zunge. Seine Mutter erzählte mir, daß er sich in der Schule bemühen würde, mit Abstand der Schlechteste zu sein, um damit die Aufmerksamkeit der anderen auf sich zu ziehen. Sein Ideal sei, der Faulste, Frechste und Gemeinste von allen zu sein. Auf diese Weise gelinge es ihm, ständig im Mittelpunkt zu stehen.

Bei einer Party hörte man plötzlich den entsetzten Aufschrei einer jungen Dame: «Um Gottes Willen, das Kind ist ja betrunken!» Alle Blicke richteten sich auf den Dreijährigen, der durch das Zimmer schwankte und sichtlich Mühe hatte, einigermaßen aufrecht zu gehen und nicht hinzufallen. Er stolperte durch den Raum, in dem inzwischen jeder den Atem anhielt, an den Anwesenden vorbei wie bei einer Parade. Einige waren entsetzt, die anderen fanden es lustig. Viele machten sich Selbstvorwürfe, weil sie ihr Weinglas unbeobachtet stehengelassen hatten. Nach einiger Zeit konnte der Knirps auf einmal wieder völlig normal gehen. Die Show war zu Ende; er hatte erreicht, was er wollte. Getrunken hatte er keinen einzigen Schluck Alkohol.

Ein Heather-Zustand ist die Folge eines vorangegangenen Mimulus-Zustandes. Während im Mimulus-Zustand über die eigenen Ängste und Probleme nicht gesprochen wurde, fallen die Betroffenen, da die Angst und damit der Leidensdruck für diese sensiblen Naturen unerträglich werden, im kompensatorischen Heather-Zustand in das andere Extrem und sprechen mit jedem darüber.

Die Lektion, die im Mimulus-Zustand hätte gelernt werden sollen, nämlich die Entwicklung von Tugenden wie Tapferkeit und Vertrauen, hätte die Basis für Einfühlungsvermögen und Hilfsbereitschaft, die positiven Eigenschaften der Blüte Heather, bilden sollen. Da dies nicht geschehen ist, sind die Betroffenen von der Hilfsbereitschaft anderer psychisch vollkommen abhängig.

Das Mißverständnis der Persönlichkeit im Heather-Zustand liegt darin, daß sie bei anderen sucht, was sie nur in der Tiefe ihrer eigenen Seele finden kann, nämlich Vertrauen, das die Angst überwindet.

c) Mustard

Wilder Senf Sinapis Arvensis

Menschen, die Mustard benötigen, leiden unter Phasen tiefer Niedergeschlagenheit, die ohne erkennbaren Grund oder irgendeinen äußeren Anlaß kommen und sich ebenso wieder verflüchtigen. Es scheint, wie Edward Bach sagt, «als ob eine kalte, dunkle Wolke sie überschatte und Licht und Lebensfreude vor ihnen verberge.»[15] Sie beschreiben diesen Zustand als ein Gefühl totaler innerer Leere, in welchem alles plötzlich sinnlos und düster erscheint, als ob jemand das Licht ausgeknipst hätte.

Diese Zustände, die in Form von regelrechten Anfällen wie ein Blitz aus heiterem Himmel auftreten, können von Melancholie, Traurigkeit, Unlust, grundlos schlechter Laune bis zu schweren Depressionen reichen. In der Medizin werden diese, da sie ohne erkennbaren äußeren Grund auftreten, als endogene, d.h. von innen kommende, Depressionen bezeichnet.

Menschen, die Mustard benötigen, sagen über sich selbst:

- Meine Stimmung ist häufig so trüb wie das Wetter; ich weiß nicht warum.
- Ich leide hin und wieder unter einer grundlosen Traurigkeit.
- Ich leide öfter unter depressiven Phasen. Diese kommen ohne äußeren Anlaß.
- Mich überkommt manchmal urplötzlich eine tiefe Traurigkeit und Melancholie.
- Ich habe einen guten Mann, zwei ordentliche Kinder, ein Haus mit einem schönen Grundstück; ich weiß nicht, wo meine Depressionen herkommen.
- Manchmal fühle ich mich wie in einen dunklen, traurigen Glastempel eingesperrt, aus dem ich nicht wieder herauskomme.

Mustard-Menschen wirken oft in sich gekehrt und in ihren körperlichen Reaktionen verlangsamt. Durch ihre Schwermut sind sie in ihren Aktivitäten regelrecht gelähmt. In dem Wunsch, mit ihrem Problem alleine zu sein, ziehen sie sich vielfach von ihrer Umgebung zurück. Häufig leiden sie unter Appetitlosigkeit,

Schlafstörungen, Kopfschmerzen und einem nicht definierbaren körperlichen Unwohlsein.

Diese Beschwerden müssen nicht unbedingt bei jedem Mustard-Patienten auftreten; im mildesten Fall besteht lediglich eine grundlose Melancholie ohne irgendwelche Begleitsymptome. Sie sind aber als Hinweis auf Mustard zu verstehen, vor allem, wenn für diese Beschwerden keine Ursachen bekannt sind.

Götz Blome empfiehlt aus diesem Grund Mustard auch bei der sogenannten larvierten, d.h. verborgenen, dem Patienten nicht bewußten Depression, die bei körperlichen Beschwerden ohne pathologische medizinische Befunde häufig als Krankheitsursache angenommen wird. Er schreibt: «Bei der larvierten Depression ist Mustard besonders zu empfehlen. Man wird den begleitenden körperlichen Symptomen... bei genauer Beobachtung des ganzen Menschen die depressive Komponente ansehen können. Grundsätzlich versucht der Organismus immer, das im seelischen Bereich unlösbare Problem über den Körper abzuleiten oder bewußt zu machen.»[16]

Hierzu wäre allerdings anzumerken, daß die Diagnose «larvierte Depression» häufig zu Unrecht gestellt wird, da in vielen dieser Fälle mit naturheilkundlichen Diagnosemethoden durchaus eine Krankheitsursache zu finden ist.

Bei der Gentian-Depression liegt, im Gegensatz zu Mustard, ein Grund oder ein äußerer Anlaß für die Niedergeschlagenheit vor. Sie wird deshalb als exogene (von außen kommende), reaktive (durch Umweltreize bedingte) Depression bezeichnet.

Ein Mustard-Zustand ist die Folge eines vorangegangenen Heather-Zustandes. Heather-Menschen suchen bei anderen, was sie nur in der Tiefe ihrer eigenen Seele finden könnten: ein Vertrauen, das die Angst des Mimulus-Zustandes überwindet. Weil ihnen die Außenwelt dieses Urvertrauen nicht geben kann, entsteht im Stadium der Dekompensation die Empfindung, daß ihnen irgend etwas fehlt, von dem sie aber nicht wissen, was es ist.

Der Kontakt zum eigenen höheren Selbst ist blockiert, und sie können somit nicht aus ihrer eigenen inneren Quelle schöpfen. Dadurch entsteht das Gefühl der totalen inneren Leere, und weil ihnen der Vorgang in ihrem eigenen Inneren nicht bewußt ist, scheint dieses Gefühl der Leere grundlos zu sein.

Dekompensationsblüte	Mustard
Kompensationsblüte	Heather
Kommunikationsblüte	Mimulus

12. Clematis – Impatiens – Mustard

a) Clematis

Gemeine Waldrebe Clematis Vitalba

Clematis-Menschen sind Tagträumer. Sie sind geistig häufig abwesend, träumen mit offenen Augen und leben mehr in ihrer Phantasiewelt als in der Realität. Sie zeigen wenig Interesse an der Gegenwartssituation und fliehen aus der «rauhen» Wirklichkeit in eine Traumwelt, in der alles viel schöner und harmonischer erscheint.

Auf ihre Umgebung wirken sie unaufmerksam und desinteressiert. Oft machen sie einen schläfrigen Eindruck, und man hat das Gefühl, sie wären nicht ganz da. Dies zeigt sich vor allem durch kleinere Mißgeschicke, indem sie z. B. leicht stolpern, hinfallen, irgendwo hängenbleiben, andere Leute anrempeln oder Gegenstände fallen lassen. Vor allem bei Kindern kann man dieses Verhalten sehr häufig beobachten.

Da ihre Gedanken ständig abschweifen, sind sie bei ihrer Arbeit meist unkonzentriert und lassen sich leicht ablenken. Vor allem sind sie äußerst vergeßlich, was auf ihrem prinzipiellen Desinteresse an äußeren Dingen beruht. Ihre Traum- und Phantasiewelt nimmt sie teilweise so in Beschlag, daß sie im realen Leben kaum zurechtkommen.

Sind sie einmal krank, so unternehmen sie kaum Anstrengungen, wieder gesund zu werden; im Gegenteil, sie erwecken oft sogar den Eindruck, sie würden Krankheit als Flucht vor der Realität benutzen. Im Bett zu liegen und ihren Träumen nachzuhängen, scheint für sie mehr Attraktivität zu besitzen als die Annehmlichkeiten des realen Lebens. Sie schlafen ohnehin sehr viel, zumal sie nicht das Gefühl haben, dadurch irgend etwas zu versäumen.

Von der Gesellschaft ziehen sie sich am liebsten zurück, um mit ihren Gedanken alleine sein zu können.

Clematis-Menschen sagen über sich selbst:

- Ich bin oft in Gedanken versunken. Dabei handelt es sich meist nicht um reale Dinge, sondern eher um Phantasien und Wunschvorstellungen.

- Ich nehme vieles nicht wahr, was um mich herum geschieht.
- Ich mache alles fast wie in Trance, da ich ständig vor mich hin träume. Meist geht es dabei um Dinge, die ich mir wünsche, aber nicht bekommen kann.
- Ich habe sehr viele Phantasien bezüglich der Zukunft.
- Ich träume immer davon, alles besser und schöner zu machen; manchmal träume ich auch davon, die Welt zu verbessern.
- Selbst in Gesellschaft gehe ich meinen eigenen Gedanken nach und nehme gar nicht wahr, was um mich herum passiert. Wenn mich dann jemand etwas fragt, erschrecke ich oft.
- Wenn wir bei Bekannten eingeladen sind, schimpft mein Mann oft hinterher mit mir, weil ich dem Gespräch nie zuhöre, sondern lieber meinen eigenen Gedanken nachhänge.
- Beim Fernsehen bekomme ich von der Sendung oft überhaupt nichts mit, weil ich in Gedanken völlig woanders bin.
- Ich verfahre mich mit meinem Auto aus Unachtsamkeit sehr häufig.
- Bevor ich eine Arbeit anfange, träume ich sehr lange vor mich hin. Da die Arbeit liegengeblieben ist, muß ich mich dann hinterher immer sehr beeilen.
- Ich verzweifle noch mit der Zeit, weil meine Arbeit einfach nicht vorangeht. Es liegt hauptsächlich daran, daß meine Gedanken ständig abschweifen und ich ins Tagträumen komme.
- Einmal trug ich die Milch gedankenverloren zuerst in den Keller, dann in mein Zimmer, bis mir schließlich zu Bewußtsein kam, was ich eigentlich wollte. Erst dann brachte ich sie in die Küche.
- Ich vergesse häufig Termine. Deshalb bekomme ich fast von jedem einen Kalender geschenkt.

Honeysuckle-, White-Chestnut- und Chestnut-Bud-Menschen zeigen ebenfalls eine übergroße gedankliche Aktivität. Die Unterschiede bestehen jedoch in den Gedankeninhalten, mit denen sich der Betreffende beschäftigt. Ein Vergleich der Blütenmittel soll dies veranschaulichen:

Clematis	Honeysuckle	White Chestnut	Chestnut Bud
Phantasien, Tagträume, Wunschvorstellungen	Nostalgie, Sehnsucht nach der guten alten Zeit	Lästige Gedanken, kann sie nicht abschalten	Pläne, Ideen, in Gedanken stets zwei Schritte voraus
Gedanken an die Zukunft	Gedanken an die Vergangenheit	Zwanghaftes Denken, ständiger innerer Dialog	Gedanken an das, was man als nächstes tun wird

Die *Antriebsschwäche,* ein Hauptsymptom von Clematis, kommt auch bei Wild Rose, Hornbeam und Olive vor. Die Voraussetzungen, die zu diesem Symptom geführt haben, sind jedoch, wie die nachfolgende Gegenüberstellung zeigt, völlig verschieden:

Clematis	Wild Rose	Hornbeam	Olive	Mustard
Lebt mehr in seiner Phantasiewelt; kein Interesse an der Gegenwartssituation	Resignation, innere Kapitulation; alles erscheint sinnlos	*Mental* überfordert, erschöpft, will nur schlafen	Totale Erschöpfung; zu größerer Aktivität *körperlich* im Augenblick nicht in der Lage	Antriebslos während depressiver Phasen
Chronischer Zustand	Dauer abhängig von äußeren Umständen	Meist akut; kann aber auch chronisch werden	Akuter Zustand	Vorübergehender Zustand

Clematis-Menschen leiden häufig unter Seh- und Hörstörungen. Der Körper versucht so, das mangelnde Interesse an der Außenwelt auszudrücken.

Auch Durchblutungsstörungen, kalte Hände und Füße und eine blasse Hautfarbe zeigen, daß die Betroffenen nicht aktiv am Leben teilnehmen. Im Gegenteil, der Clematis-Zustand hat eine gewisse Affinität zum Tod, da dem Leben keine besondere Bedeutung beigemessen wird. Edward Bach schreibt hierzu: «... einige Fälle scheinen sich sogar auf den Tod zu freuen, in Erwartung besserer Zeiten – oder vielleicht in der Hoffnung, jemandem wiederzubegegnen, den sie durch den Tod verloren hatten.»[17]

Die Blüte Clematis wirkt der Tendenz des Bewußtseins wegzudriften entgegen und kann so in vielen Fällen von Bewußtlosigkeit, Ohnmacht oder Kollaps eine wertvolle Hilfe sein. Sie bringt das Bewußtsein wieder zurück in den Körper und ist so in der Lage, selbst in Notfällen unter Umständen sogar lebensrettend zu wirken. Aus diesem Grund ist sie ein Hauptbestandteil der Notfalltropfen (siehe Abschnitt «Rescue Remedy»).

b) Impatiens

Drüsentragendes Springkraut Impatiens Glandulifera

Aus einem Clematis-Zustand entwickelt sich im Stadium der Kompensation ein Impatiens-Zustand, der sich in seinen Auswirkungen in nichts von dem bereits beschriebenen Impatiens-Zustand der Schiene *Impatiens – Olive – Oak* unterscheidet.

Der Unterschied besteht lediglich darin, daß in diesem Fall die Betroffenen nicht von Natur aus ungeduldig reagieren. Sie entwikkeln erst dieses Verhalten aufgrund der Folgen, die ihre ständige geistige Abwesenheit und ihre Flucht in eine Phantasiewelt im Clematis-Zustand mit sich bringen. Clematis-Menschen schrecken häufig beim Blick auf die Uhr jäh aus ihren Tagträumen hoch. Es wird ihnen schmerzlich bewußt, daß sie durch ihr gedankliches Abschweifen sehr viel Zeit vergeudet haben und nun gezwungen sind, in sehr kurzer Zeit das alles nachzuholen, was sie infolge ihrer geistigen Abwesenheit versäumt haben.

Durch die nun gebotene Eile werden sie sehr schnell wieder in die Realität zurückversetzt, aus der sie erst dann wieder entfliehen können, wenn sie ihre Pflichten erfüllt haben. Aufgrund der selbstverursachten Hektik reagieren sie leicht überschießend und versuchen mit Ungeduld, ihre Arbeit so schnell es geht hinter sich zu bekommen, um ihren Ausflug in die Wirklichkeit möglichst bald wieder zu beenden.

Aus einem sehr passiven, introvertierten Yin-Zustand entsteht auf diese Weise ein überaktiver, extrovertierter Yang-Zustand, verkörpert durch die Blüte Impatiens.

c) Mustard

Wilder Senf Sinapis Arvensis

Aus dem äußeren Zwang, durch Eile das durch die Tagträumerei Versäumte nachzuholen, und aus dem Bedürfnis, mit der Arbeit möglichst schnell fertig zu werden, um sich seinen Phantasien wieder hingeben zu können, entstand im vorangegangenen Stadium der Kompensation mit der Zeit eine hektische Arbeitsweise. Diese macht den Betroffenen das Leben unnötig schwer und läßt es um so mehr eine Last erscheinen. Der Unterschied zwischen der rauhen Wirklichkeit und der heilen Welt der Träume wird dadurch mit der Zeit immer krasser.

In der Realität des Alltagslebens entsteht so mit der Zeit ein unbestimmtes, nicht zu definierendes Verlustgefühl, das um so mehr zunimmt, je weniger Zeit zum Träumen bleibt bzw. je weniger sich diese Träume verwirklichen lassen.

Die Empfindung, daß irgend etwas fehlt, von dem allerdings nicht bewußt ist, was es ist, führt – wie bereits bei der Schiene *Mimulus – Heather – Mustard* beschrieben – im Stadium der Dekompensation zu einem Gefühl der inneren Leere. Phasen von Melancholie und Schwermut bringen dieses innere Vakuum an die Oberfläche des Bewußtseins und signalisieren, daß der Zugang zu der Quelle wirklicher Freude in der Tiefe der eigenen Seele verschüttet ist.

Dekompensationsblüte	Mustard
Kompensationsblüte	Impatiens
Kommunikationsblüte	Clematis

Kapitel IV
Basisblüte

Larch

Lärche Larix Decidua

Larch-Menschen halten sich für weniger tüchtig als andere. Infolge ihres mangelnden Selbstvertrauens zweifeln sie an ihren eigenen Fähigkeiten und bewundern andere um den Erfolg.

Die Angst zu versagen quält sie fast ständig. Bei größeren Anforderungen, Prüfungen u. a. verlieren sie leicht den Mut und geben auch schnell auf. Manche sind von ihrer eigenen Unfähigkeit so stark überzeugt, daß sie vieles erst gar nicht versuchen. Ihre Umgebung hält sie aus diesem Grund für ausgesprochen feige.

Anderen Menschen gegenüber fühlen sie sich unterlegen und sind im Umgang mit ihnen, aus Angst, sich zu blamieren, schüchtern und gehemmt. Infolge ihres Minderwertigkeitsgefühls haben sie großen Respekt vor Autoritäten und ordnen sich diesen willig unter. Gegenüber Kritik und Tadel sind sie äußerst empfindlich und reagieren – aus Betroffenheit – sehr heftig. Dabei können sie auch sehr zornig werden.

Menschen, die Larch benötigen, sagen über sich selbst:

- Ich bezweifle, ob ich meinen Anforderungen gewachsen bin.
- Ich habe sehr wenig Selbstvertrauen und bin oft erstaunt, wenn ich Erfolg habe.
- Ich traue mir vieles nicht zu und habe starke Minderwertigkeitskomplexe.
- Ich habe Angst zu versagen.
- Ich getraue mich oft nicht, eine Frau anzusprechen.
- Ich getraue mich nicht, auf ein Amt zu gehen, und schicke deshalb häufig andere vor.

- Ich leide unter Erwartungsängsten.
- Ich habe Angst vor allem, was neu auf mich zukommt.
- Wenn ich irgendwo hinfahre, wo ich mich nicht auskenne, bin ich sehr unsicher und bekomme manchmal auch Angst, daß ich mich nicht zurechtfinde.
- Prüfungsängste quälen mich oft schon viele Wochen vor der Prüfung.
- Ich bin in Gegenwart anderer unsicher, weil ich nicht hochdeutsch spreche.
- Ich bin sehr ungeschickt und habe deshalb Sport schon als Junge aufgegeben.
- Wenn ich etwas nicht schaffe, fühle ich mich wie ein Versager.
- Ich habe manchmal das Gefühl, ich wäre minderwertig.
- Ich habe Potenzprobleme.
- Ich bin empfindlich gegen Kritik und Tadel.

Larch-Kinder sind schüchtern, erröten leicht und bekommen manchmal vor Aufregung kein Wort heraus.

Die Ursache für Stottern, wenn es nicht durch ein Schockerlebnis ausgelöst wurde, liegt meist in einem Larch-Zustand. Auch bei Schulschwierigkeiten ist an diese Blüte zu denken.

Für Impotenz ist Larch ebenfalls das Hauptmittel. Selbst wenn das Selbstvertrauen vor diesem Problem in Ordnung war und bei der Entstehung dieser Störung keine Rolle spielte, verlieren es die meisten währenddessen, da sie durch unsere patriarchalische Gesellschaft daraufhin programmiert sind, daß männliche Potenz mit Leistungsfähigkeit und Stärke gleichzusetzen ist. Wer im Bett versagt, gilt schlechthin als Versager.

Larch hat in einigen Punkten eine gewisse Ähnlichkeit mit anderen Blüten, läßt sich von diesen jedoch sehr einfach unterscheiden, wie die folgenden Gegenüberstellungen zeigen:

Larch	Gentian	Cerato	Elm
Zweifelt am Erfolg, weil er glaubt, er würde es nicht schaffen.	Befürchtet, es könnte etwas schiefgehen.		
Im Zweifel, was er tun *kann*.		Im Zweifel, was er tun *soll*.	
Erwartet Mißerfolg, weil er an seinen eigenen Fähigkeiten zweifelt.	Erwartet Mißerfolg aufgrund ungünstiger Umstände.		
Prüfungsangst – beginnt bereits einige Wochen *vor* der Prüfung und nimmt kontinuierlich zu, je näher der Prüfungstermin rückt.			Prüfungsangst – beginnt *in* der Prüfung oder kurz davor und tritt plötzlich und völlig unerwartet auf.
Äußert sich als Mutlosigkeit; würde am liebsten schon vorher aufgeben.			Äußert sich als «Blackout» in der Prüfung. Das Gelernte ist plötzlich weg.
Ursache: mangelndes Selbstvertrauen	Ursache: pessimistische Grundhaltung	Ursache: mangelndes Vertrauen in die eigene Meinung	Ursache: Anforderungen im Augenblick zu hoch

Larch	Holly	Willow
Bewundert andere ihres Erfolges wegen	Beneidet andere um ihren Erfolg	Verbittert über seine eigenen Fehlschläge

Larch-Zustände liegen tief verwurzelt in der Struktur der Persönlichkeit. Sie können aber auch durch äußere Einflüsse entstehen, besonders während der Kindheit, wenn die Selbstbestätigung durch die Umgebung fehlt oder der Betreffende durch diese negativ programmiert wird.

Die Bemerkung «Das schaffst du nicht, dafür bist du noch zu klein» geht einem Kind, hört es sie nur häufig genug, mit der Zeit in Fleisch und Blut über. Es reagiert in manchen Situationen von vornherein entsprechend und versucht vieles schon gar nicht mehr. Die Feststellung «Das schaffe ich nicht» hat sich wie ein Mantra tief in sein Bewußtsein eingeprägt.

Auch Aussprüche wie «Du kleines Dummchen», von den Eltern nicht böse gemeint, hinterlassen beim Kind oft seine Spuren. Es nimmt all das, was es von älteren und «erfahreneren» Menschen hört, kritiklos als Wahrheit an, ohne es in irgendeiner Weise zu hinterfragen. Die Prägung entsteht unbewußt; der Betroffene fühlt sich anderen intelligenzmäßig unterlegen.

Ein Patient erzählte mir, seine Mutter hätte als Kind von ihm behauptet, er habe zwei linke Hände. Das war völlig ungerechtfertigt; inzwischen hat er sich als handwerklich sehr geschickt entpuppt. Die Mutter hatte ihn mit dem Vater verglichen, der als Erwachsener im Basteln selbstverständlich viel geschickter war.

Wir können an Kinder nicht unsere eigenen Maßstäbe anlegen, sondern müssen uns auf die kindlichen Verhältnisse einstellen. Das Selbstvertrauen sollte gestärkt und aufgebaut werden. Statt zu tadeln, könnten wir uns z. B. angewöhnen, positiv zu motivieren. Die Bemerkung: «Für den Anfang nicht schlecht, aber wenn du etwas übst, kannst du es bald noch viel besser», hört sich nicht nur für kindliche Ohren besser an als eine vernichtende Kritik.

Ich bezeichne Larch als Basisblüte, weil vielen negativen Gemütszuständen mangelndes Selbstvertrauen zugrunde liegt. Sie läßt sich keiner speziellen Schiene zuordnen, kann aber mit jeder kombiniert werden. Einzusetzen ist sie nach ihrer Indikation. Die größte Wirkung entfaltet sie allerdings erst, wenn sie gemeinsam mit Kommunikationsblüten gegeben wird, da sie deren Wirkung verstärkt.

Ein Beispiel zur Verdeutlichung:

- Larch, alleine gegeben, stärkt das Selbstbewußtsein.
- Larch, zusammen mit Pine gegeben, stärkt ebenfalls das Selbstbewußtsein, während Pine die Schuldgefühle mildert.
- Larch, zusammen mit Centaury gegeben, erleichtert es der betreffenden Person, als Folge des neugewonnenen Selbstbewußtseins auch Willensstärke aufzubauen. Die Wirkung von Centaury entfaltet sich durch die Kombination mit Larch wesentlich schneller als bei seiner alleinigen Einnahme.

Vor allem in Kombination mit sehr stark Yin-betonten Kommunikationsblüten wie Agrimony, Centaury, Cerato, Gentian und Mimulus wird Larch häufig als Basisblüte gebraucht.

KAPITEL V
Äußere Blüten

Star of Bethlehem

Doldiger Milchstern Ornithogalum Umbellatum

Star of Bethlehem ist das Mittel für alle jene Situationen, die in irgendeiner Weise nicht verarbeitet wurden. Es ist angezeigt bei folgenden Gelegenheiten:

- *bei seelischem Schock*
- bei großem Kummer
- in seelischen Nöten
- nach Enttäuschungen
- nach einem Unglück/Unfall
- nach dem Verlust eines Angehörigen
- nach schlimmen Nachrichten
- gegen Folgen eines weit zurückliegenden Schocks, z. B. Schocks in der Kindheit, Geburtstrauma, Schwangerschaft

Auch körperliche Verletzungen gehören, da sie ein Schockerlebnis für die betroffenen Körperzellen darstellen, zum Indikationsgebiet von Star of Bethlehem, so z. B.:

- Gehirnerschütterungen
- Gehirnquetschungen
- Halswirbelsäulentraumata
- Brüche etc.

Star-of-Bethlehem-Menschen wurden verletzt, dadurch sind sie verletzbar geworden. Der Schock hat eine tiefe seelische Verwundung hinterlassen. Mit jedem neuen Trauma, das diese alte Wunde aufreißt, wird der entstandene Schmerz größer. Ihre Toleranzschwelle sinkt auf diese Weise immer mehr, so daß sie mit der Zeit bereits durch Kleinigkeiten aus der Fassung gebracht werden. Im Extremfall kann es sogar zu hysterischen Reaktionen kommen.

Menschen, die Star of Bethlehem benötigen, berichten:

- Ich wurde sehr stark enttäuscht.
- Ich kann unangenehme Dinge oft tagelang nicht vergessen.
- Vergangene unangenehme Dinge kommen mir immer wieder in Erinnerung, manchmal sogar in Form von Träumen.
- Wenn ich mich an die Vergangenheit erinnere, muß ich oft weinen.
- Als Kind habe ich einmal einen Unfall miterlebt. Das geht mir oft heute noch nach.
- Mir ist einmal ein Betrunkener ins Auto gelaufen. Das war ein schlimmer Schock für mich und hat mich noch lange verfolgt.
- Seit mein Onkel gestorben ist, habe ich ein Gefühl der Leere in mir, die nie wieder aufgefüllt wurde.
- Meine Mutter hat mich sehr viel geschlagen. Das kann ich bis heute nicht vergessen.

Ein seelischer Schock bewirkt eine Erschütterung des gesamten energetischen Systems. Wird er nicht verarbeitet, so bleibt diese Fehlinformation im energetischen System erhalten und führt in der Folge zu Fehlregulationen aller Art. Aus diesem Grund ist ein Star-of-Bethlehem-Zustand als eine Art Therapieblockade zu verstehen, wobei es keine Rolle spielt, wie lange der Schock zurückliegt. Selbst Schocks aus der Kindheit, die dem Betroffenen gar nicht mehr bewußt sind, das Geburtstrauma, ja sogar seelische Traumata während der Schwangerschaft und davor können eine ganze Reihe von Störungen auslösen, die erst im späteren Lebensalter spürbar werden.

Thomas Verny schreibt: «Die Geburt hingegen ist die erste psychische und physische Schockerfahrung, die das Kind durchmacht, und es wird diese nie ganz vergessen. Es erlebt Augenblicke unglaublicher sinnlicher Wonnen – Augenblicke, in denen jeder Zentimeter seines Körpers von warmen mütterlichen Säften umspült und von mütterlichen Muskeln massiert wird. Diese Momente lösen sich jedoch ab mit anderen voll großer Schmerzen und Angst...

Im einen Moment schwimmt es noch glückselig in einem See warmen Fruchtwassers, im nächsten wird es in den Geburtskanal gestoßen und einer Zerreißprobe ausgesetzt, die viele Stunden dauern kann. Am schlimmsten während des größten Teiles der Zeit sind die Kontraktionen der Mutter, die mit der Gewalt eines Sturmbockes auf ihn einhämmern...

Wie sich die volle Wucht einer Kontraktion anfühlt, kann man nur ahnen. Kürzlich durchgeführte Röntgenuntersuchungen haben jedoch gezeigt, daß das Kind bei jedem Wehenanprall wild mit Armen und Beinen um sich schlägt, als ob es sich unter Todesqualen windet.»[18]

Diese Beobachtungen von Dr. Verny werden durch subjektive Erlebnisse in Form von Geburtserinnerungen bestätigt, die durch Anwendung von Regressionstechniken wie Rebirthing, Reinkarnationstherapie und Hypnose ausgelöst wurden. Häufig wurden dabei vor allem die Erlebnisse unmittelbar nach der Geburt als traumatisch empfunden, so z. B. das Gefühl des Ausgestoßenseins; die Trennung von der Mutter; der kalte, laute, grell erleuchtete Raum; das Angefaßtwerden von fremden Menschen; das Gefühl, dieser Situation hilflos ausgeliefert zu sein usw.

Über Traumata während der Schwangerschaft schreibt Thorwald Dethlefsen: «Gemessen an diesen vorgeburtlichen Erfahrungen sind die Kindheitserlebnisse der ersten Lebensjahre harmlose Episoden.»[19] Der Embryo bekommt die Erlebnisse seiner Mutter voll mit. Er nimmt an ihren Gefühlen teil und erlebt ihre Ängste, Sorgen, Kummer, Schmerzen, vor allem aber die Empfindungen ihm selbst gegenüber, die Freude über das sich in ihr entwickelnde Leben oder die (häufig unbewußte) Ablehnung des Kindes, ebenso die mißglückten Abtreibungsversuche.

Inwieweit das während der Schwangerschaft Erlebte noch als (unbewußte) Erinnerung im späteren Leben fortlebt, soll das folgende Beispiel zeigen: «... als junger Mann war ich verblüfft über meine ungewöhnliche Fähigkeit, manche Stücke ohne Noten zu spielen. Da dirigierte ich eine Partitur zum ersten Mal, und plötzlich sprang mir die Cello-Stimmführung ins Gesicht, und ich wußte, wie das Stück weitergeht, bevor ich das Blatt umgedreht hatte. Eines Tages erwähnte ich das meiner Mutter gegenüber, einer Berufscellistin. Ich dachte, es würde sie verwundern, weil es ja immer die Cello-Stimme war, die mir so klar vor Augen stand. Sie war auch verwundert. Aber als sie hörte, um welche Stücke es sich handelte, löste sich das Rätsel von selbst. Alle Partituren, die ich ohne Noten kannte, waren diejenigen, die sie gespielt hatte, als sie mit mir schwanger war.»[20]

Ein ähnliches Phänomen erlebte ich unmittelbar nach der Geburt meines Sohnes. Als ich ihm ein Lied vorsang, das meine Frau und ich während der Schwangerschaft fast täglich zusammen gesungen hatten, wurde er augenblicklich ruhig. Sang ich ihm ein anderes, jedoch ähnlich klingendes Lied vor, begann er sofort wieder zu schreien.

Auch Traumata während der Empfängnis, wie z. B. eine Vergewaltigung, wirken sich auf das spätere Leben aus und prägen u. a. auch das zukünftige Sexualverhalten des Betroffenen.

Bei äußeren Einwirkungen, die traumatisch auf die betroffene Person wirken, kommt u. U. auch Rock Rose in Frage. Der nachfolgende Vergleich beider Blüten soll die Unterschiede verdeutlichen:

Star of Bethlehem	Rock Rose
Psychischer Schock	Panik, Todesangst
Beispiel: Man kommt zu einem Unfall hinzu und sieht ein schwer verletztes, blutverschmiertes Unfallopfer.	Man ist an einem Unfall selbst beteiligt und ist vor Angst wie gelähmt. Man ist mit dem Leben gerade noch einmal davongekommen.
Extremer Yin-Zustand	Extremer Yang-Zustand
Die akuten Schock-Symptome weisen eine gewisse Ähnlichkeit mit denen des homöopathischen Arzneimittels Opium auf.	Die akuten Angstsymptome zeigen eine gewisse Ähnlichkeit mit denen des homöopathischen Arzneimittels Aconitum.
Folgen: Das energetische System ist blockiert; es bilden sich im Laufe der Zeit direkte Folgeschäden.	Folgen: Die Angst wird verdrängt. Dies führt zum kompensatorischen Agrimony-Zustand. Folgeschäden sind meist erst im Stadium der Dekompensation ersichtlich.

In akuten Schreck- und Schocksituationen wird meist Rescue Remedy gegeben, eine bereits fertige Mischung für alle Arten von Notfällen, die beide Blüten enthält.

An Star of Bethlehem ist bei allen therapieresistenten Erkrankungen zu denken, da hier möglicherweise ein seelisches Trauma ursächlich für die Beschwerden war. Vor allem die folgenden psychosomatischen Beschwerden werden häufig durch ein Trauma ausgelöst, das dem Betreffenden, da er es verdrängt hat, jetzt nicht mehr bewußt ist: Neurosen, hysterische Symptome, Schilddrüsenstörungen, nervöse Schluckbeschwerden, funktionelle Herzbeschwerden, Asthma bronchiale, sexuelle Störungen und eine nervöse Reizblase. Da jeder irgendwann in seinem Leben einmal einen seelischen Schock erlebt hat, geben viele Therapeuten Star of Bethlehem prinzipiell in die erste Bach-Blütenmischung, um auf diese Weise traumatisch bedingte Therapieblockaden von vornherein auszuschalten.

Elm

Ulme Ulmus Procera

Ein akuter Elm-Zustand tritt in Situationen auf, in denen die Anforderungen an eine Person im Augenblick zu hoch sind. Sie fühlt sich überfordert und glaubt, ihrer Aufgabe nicht mehr gewachsen zu sein.

Meist handelt es sich hierbei um fähige, tüchtige Menschen, die sonst ihre Aufgaben ohne größere Schwierigkeiten bewältigen, denen aber momentan ihre Arbeit über den Kopf gewachsen ist. Der Grund der Überforderung kann sowohl in höheren Anforderungen durch die Umgebung liegen (z. B. bei Prüfungen, einer Beförderung, Situationen, die ein hohes Maß an Verantwortung fordern, Zeitdruck durch einzuhaltende Termine, plötzliches Auf-sich-allein-gestellt-sein u. a.) als auch in zu hohen Ansprüchen an sich selbst (Vervain-Typus), so daß sich der Betreffende seinem selbstverursachten Leistungsdruck nicht mehr gewachsen fühlt.

Menschen, die die Blüte Elm benötigen, sagen über sich selbst:

- Ich habe im Augenblick das Gefühl, meinen Anforderungen nicht gerecht werden zu können.
- Ich habe mir subjektiv und objektiv zuviel zugemutet. Das kann ich nicht schaffen.
- Ich habe momentan Angst, ich könnte die mir gestellten Aufgaben nicht bewältigen.
- Ich bin im Augenblick total kaputt und absolut nicht in der Lage, die mir anvertraute Arbeit zu erledigen. Dabei hätte ich so viel zu tun, daß ich gar nicht weiß, wo ich anfangen soll.
- Meine neue Aufgabe läßt mir keine Ruhe. Ich glaube, das ist zu viel für mich. Immerzu muß ich daran denken, was ich noch alles zu tun habe. Das macht mich ganz nervös und läßt mich nachts nicht mehr schlafen.
- Meine Arbeit liegt wie ein unüberwindlicher Berg vor mir.
- In der Schule habe ich häufig ein Blackout. Ich kann mich auf einmal nicht mehr konzentrieren.
- Bei Prüfungen bekomme ich häufig Angst, werde unsicher und weiß dann nichts mehr. Ich traue es mir eigentlich zu und habe

vor der Prüfung auch keine Angst; sobald ich aber etwas gefragt werde, ist plötzlich wieder alles weg.
- Beim Vorstellungsgespräch verließ mich auf einen Schlag der Mut, und ich brachte kein Wort heraus.
- Wenn ich unerwartet Vertretungsstunden halten muß, kann ich mich auf die geänderte Situation nicht schnell genug umstellen und fühle mich in diesem Moment überfordert. Es gelingt mir dann nicht, von einer Minute auf die andere den Unterricht eines Kollegen zu übernehmen. Ich stehe dann oft vor der Klasse und weiß nicht, was ich tun soll. Es ist so, als ob alles, was ich bei meiner Ausbildung gelernt habe, plötzlich weg wäre.
- Beim Spiel habe ich oft ein Blackout und spiele wesentlich schlechter als beim Training. Es beginnt kurz vor dem Match, wenn ich den Gegner in der Kabine sehe und mir bewußt wird, welche Anforderungen an mich gestellt werden. Einmal habe ich vor dem Match einen Walkman aufgesetzt, bin draußen herumgelaufen und habe mich auf diese Weise abgelenkt. Danach spielte ich wirklich super.

Personen, die Elm benötigen, verlieren, infolge einer akuten Überforderung, nur kurzzeitig ihr Selbstvertrauen, während Larch-Menschen mehr oder weniger ständig an ihren Fähigkeiten zweifeln. Die Schwächezustände treten bei Elm, im Gegensatz zu Olive und Hornbeam, nur in Zusammenhang mit einer Überforderung auf und dem Gefühl, dieser Situation nicht gewachsen zu sein. Sie kommen unvermittelter, dramatischer und können im Extremfall sogar bis zum Kreislaufkollaps gehen. Elm-Zustände sind generell gekennzeichnet durch ein plötzliches Versagen der psychischen und teilweise auch der physischen Kräfte.

Als Begleiterscheinungen können auftreten:

- nervöse Schluckbeschwerden
- Konzentrationsstörungen
- starke Nervosität
- Kreislaufbeschwerden
- nervöses Herzklopfen
- Nervenzusammenbruch
- plötzliche Ohnmacht

Walnut

Walnuß Juglans Regia

Walnut ist die Blüte für den Neubeginn. Sie erleichtert bei größeren Veränderungen im Leben eines Menschen die Umstellung auf die neuen Lebensumstände und hilft, sich vom Alten zu lösen und das Neue anzunehmen. Sie wird auch als «Blüte, die den Durchbruch schafft» bezeichnet. «Es ist das Mittel, das uns hilft, alle solche Übergangsphasen ohne Bedauern zu durchschreiten, ohne Rückblick in die Vergangenheit, ohne Ängste vor der Zukunft, und damit erspart es uns die gedankliche und körperliche Belastung, die so häufig mit solchen Anlässen verbunden ist.»[21]

Walnut ist auch bei inneren Wandlungsphasen, hormoneller Umstellung und geistigen Entwicklungsprozessen hilfreich. Typische Anwendungsgebiete sind:

- Umzug
- Berufswechsel
- Schulwechsel
- Scheidung
- Religionswechsel
- Pensionierung
- Genesung nach langer Krankheit
- Invalidität
- Zahnung
- Pubertät
- Klimakterium
- Midlife-crisis
- Schwangerschaft
- Geburt
- Tod

Menschen, die Walnut benötigen, sagen über sich selbst:

- Ich will umziehen, kann mich aber noch nicht so richtig auf die neue Wohnung freuen.
- Ich möchte mit meinem Beruf aufhören und etwas anderes tun,

kann mich aber noch nicht dazu durchringen, obwohl ich innerlich schon gekündigt habe.

- Ich lebe momentan in einer totalen Umbruchphase, habe das Neue innerlich aber noch nicht richtig angenommen.
- Ich klammere mich noch an das Alte, obwohl ich etwas Neues will.
- Ich bin allem Neuen gegenüber total verunsichert.

Unter Schwierigkeiten in neuen Situationen leiden auch Mimulus- und Larch-Menschen. Eine Gegenüberstellung soll die Unterschiede verdeutlichen.

Mimulus	Larch	Walnut
Angst vor neuen Situationen	Angst, sich zu blamieren, zu versagen	Kommt in neuen Situationen nicht zurecht
Ursache: Angst	Ursache: mangelndes Selbstvertrauen	Ursache: Wankelmut

Wie kommt es, daß auch stabile Persönlichkeiten und starke Charaktere, die sich sonst nicht so leicht verunsichern lassen, unter diesem Wankelmut zu leiden haben?

Bedenken wir, daß die Umgebung dieser Personen von den bevorstehenden Veränderungen mitbetroffen ist und deshalb zwangsläufig auf dieses Vorhaben reagiert. Beabsichtigt z. B. ein Mann, den Beruf zu wechseln, so ist seine nicht berufstätige Ehefrau davon genauso betroffen, da sie unter Umständen unter dem finanziellen Risiko, dem evtl. Prestigeverlust, dem Verlust von Kontakten mit den Frauen der ehemaligen Arbeitskollegen usw. zu leiden hat.

Der Betreffende hat also nicht nur mit sich selbst um eine Entscheidung zu ringen, sondern muß diese auch noch gegenüber seiner Umgebung durchsetzen. Dabei besteht die Gefahr, sich durch wohlgemeinte Ratschläge anderer verunsichern zu lassen. Aber auch Rücksicht auf gesellschaftliche Normen, herrschende Konventionen oder Moralvorstellungen erschweren es häufig, die bereits getroffene Entscheidung in die Tat umzusetzen.

Götz Blome beschreibt deshalb den Walnut-Zustand als «Konflikt zwischen unserer inneren Notwendigkeit und dem Zwang von außen».[22]

Hier hilft Walnut, sich selbst treu zu bleiben und nach der eigenen Überzeugung zu leben und zu handeln. Es schützt vor störenden Einflüssen von außen, verleiht ein dickeres Fell und hilft, jeglicher Beeinflussung zum Trotz, notfalls auch gegen den Strom zu schwimmen.

Walnut schützt, ähnlich wie Centaury, auch vor feinstofflichen Einflüssen. So hilft es sehr sensitiven Heilern, eine Übernahme von Symptomen ihrer Patienten zu verhindern.

Die Wirkung von Centaury bezieht sich dagegen mehr auf die (oft unbemerkte) Abgabe von Energie an die Umgebung. Centaury-Menschen fühlen sich durch die Anwesenheit energieschwächerer Menschen, z. B. Kranker, häufig ausgelaugt und leiden dann unter unerklärlichen Schwächezuständen.

Walnut hilft auch bei inneren Wandlungsphasen, wie z. B. Pubertät und Klimakterium, Impulse, die aus dem eigenen Inneren kommen, zu verarbeiten. Der seelische Umwandlungsprozeß, der zur Einleitung eines neuen Lebensabschnitts notwendig ist, wird leichter verkraftet.

In der Pubertät wird aus dem Mädchen eine Frau. Dieser Übergang flößt häufig Angst ein und führt zu körperlichen Symptomen, die den inneren Konflikt symbolisieren. Die für diesen Lebensabschnitt typische Pubertätsakne zeigt die unbewußte Angst vor der aufkeimenden Sexualität. Das durch die Pickel entstellte Gesicht soll auf das andere Geschlecht abstoßend wirken und die Begegnung mit dem angsteinflößenden Neuen verhindern. Akne schützt somit vor der Auseinandersetzung mit der Sexualität.

Das innere Hin- und Hergerissensein zwischen Faszination und Angst vor dem Neuen, symbolisiert durch die Blüte Scleranthus, führt häufig zum Crab-Apple-Zustand, der Dekompensation der Scleranthus-Phase. Die Sexualität wird infolgedessen als etwas Schmutziges empfunden, man fühlt sich durch die (in diesem Lebensabschnitt unvermeidlichen) sexuellen Phantasien innerlich unrein. Dieses Gefühl manifestiert sich in Form von Hautunreinheiten. Crab Apple ist, zusammen mit Walnut, das Hauptmittel für Pubertätsprobleme.

Wechseljahrsbeschwerden zeigen an, daß der Wechsel in eine neue Lebensphase seelisch nicht verarbeitet wurde. Der Verlust der Fortpflanzungsfähigkeit wird häufig gleichgesetzt mit dem Verlust des Weiblichen an sich. Es entsteht die Angst, an Attraktivität zu verlieren und für den Mann nicht mehr begehrenswert zu sein.

Die geringere Hormonproduktion wird als besorgniserregend angesehen und erzeugt die Vorstellung, sexuell nicht mehr vollwertig zu sein. Der Körper versucht nun durch Hitzegefühle zu symbolisieren, daß diese Frau immer noch «heiß» ist. Da die Sprache des Körpers meist nicht verstanden wird, werden Hormone gegeben; die Hitzewallungen hören auf, das Problem scheint gelöst.

Dies ist jedoch ein Trugschluß, da das eigentliche Problem, die Auseinandersetzung mit der eigenen Sexualität, auf der seelisch-geistigen Ebene nach wie vor besteht. Wird versucht, sich durch eine vorgeschobene Moral davor zu drücken – etwa unter dem Vorwand: «Wir sind aus diesem Alter heraus ...» –, ist zusätzlich Rock Water indiziert. Aus der Not eine Tugend zu machen löst nicht das Problem, sondern führt zu einer seelischen Erstarrung.

Zur Stärkung des Selbstvertrauens in dieser schwierigen Lebensphase wird häufig zusätzlich noch Larch benötigt.

Gorse

Stechginster Ulex Europaeus

Gorse ist die Blüte für jene, die nach vielen Fehlschlägen den Mut in scheinbar ausweglosen Situationen verloren haben. Auch bei lang anhaltenden Krankheiten, wenn keine Aussicht mehr auf eine Besserung besteht und der Kranke jeden Glauben an eine Hilfe verloren hat, ist Gorse angebracht.

Diese Menschen leiden unter einer tiefen Hoffnungslosigkeit, alles erscheint trüb und leer. Sie haben bereits vieles ausprobiert und dabei so viele Rückschläge erlebt, daß sie inzwischen nicht mehr wollen. Jede weitere Anstrengung erscheint ihnen sinnlos, da sie glauben, ihnen könne ohnehin niemand mehr helfen. Sie beklagen sich nicht einmal mehr über ihr Leid, weil ihnen auch dies nutzlos erscheint.

Manchmal lassen sie sich von Angehörigen zu einem neuen Anlauf überreden, aber nur, um ihnen damit einen Gefallen zu tun. Innerlich sind sie bereits von vornherein von der Zwecklosigkeit dieses Unterfangens überzeugt.

Gorse-Menschen zeigen meist ein blasses Gesicht mit tiefen, dunklen Ringen unter den Augen. Sie berichten über sich selbst:

- In mir ist ein hilfloses, trauriges Gefühl, ein Gefühl, mir könnte niemand helfen.
- Ich fühle mich ziemlich verloren.
- Ich bin völlig verzweifelt in dieser ausweglosen Situation.
- Ich fühle mich innerlich wie in einem dunklen Morast.
- Ich bin unheilbar krank und kann nicht mehr auf eine Besserung hoffen.
- Als ich davon erfuhr, war ich so verzweifelt, daß ich glaubte, ich müßte platzen.
- *Ich bin ein hoffnungsloser Fall.*
- So viele Entzündungen, wie ich in meinem Körper habe, hat noch niemand außer mir gehabt.

Als Therapeut tut man sich mit Gorse-Patienten sehr schwer. Was soll man mit einem Menschen anfangen, der selbst nicht mehr an eine Heilung oder zumindest eine Linderung seiner Beschwerden glaubt und sogar nicht einmal aus eigenem Antrieb kommt? Seine innere Abwehrhaltung stellt das größte Hindernis auf dem Weg zur Gesundheit dar. Oft hat man das Gefühl, daß die Behandlung nur als Alibi dient und der (erwartete) Mißerfolg für die Angehörigen als Beweis für die Unheilbarkeit gelten soll. Auf diese Weise ist das Scheitern jeglicher Therapie von Anfang an vorprogrammiert.

Stellt sich wider Erwarten ein – wenn auch bescheidener – Erfolg ein, wird häufig die Therapie mit der Begründung abgebrochen, daß sich hierfür der Aufwand nicht lohnt. Man hätte sich bereits damit abgefunden, die Beschwerden bis zum Ende seines Lebens zu ertragen.

Hier kann Gorse helfen, die innere Blockade zu beseitigen und eine Heilung überhaupt erst zuzulassen. Denn das innere Festhalten an der Krankheit ist in letzter Konsequenz als Ursache für die Unheilbarkeit anzusehen. Gorse wirkt hier als ein seelisches «Umstimmungsmittel»[23] und sollte bei allen chronisch degenerativen Erkrankungen versucht werden, bei denen ein Stillstand der Besserung eingetreten ist und der Behandlungserfolg stagniert.

Gorse hat eine gewisse Ähnlichkeit mit Gentian, Sweet Chestnut und Wild Rose. Ein Vergleich der Symptome dieser Blüten, in der Reihenfolge der Intensität der Verzweiflung, soll die Unterschiede veranschaulichen:

Gentian	Gorse	Sweet Chestnut	Wild Rose
Leicht entmutigt, gibt schnell die Hoffnung auf. Zweifelt an der Hilfe von außen.	Hat den Mut verloren, ohne Hoffnung, verzweifelt. Gibt auf und wartet, daß von außen etwas kommt.	Äußerste Verzweiflung, sieht keinen Ausweg mehr. Gefühl der Ohnmacht, weiß nicht mehr, was er tun soll.	Resignation, kapituliert vor seinem Schicksal. Hat jede Hoffnung aufgegeben. Erwartet nichts mehr vom Leben.

Ein Sweet-Chestnut-Zustand entwickelt sich auf der Basis eines vorangegangenen Agrimony-Zustandes, in welchem Negatives prinzipiell verdrängt wurde. Durch jede nur mögliche Art von Ablenkung und Flucht in die Oberflächlichkeit wurde versucht, der inneren Auseinandersetzung mit Problemen und Konflikten aus dem Weg zu gehen.

Der kompensatorische Vervain-Zustand stellt schließlich den Versuch dar, durch eine extrem extrovertierte Lebensweise seinen inneren Sorgen zu entfliehen.

Werden diese Menschen nun von einem Schicksalsschlag getroffen, so reagieren sie mit äußerster Verzweiflung, da sie ja bereits vorher unter einem erheblichen seelischen Druck standen und nun buchstäblich das Maß voll ist.

Ein Wild-Rose-Zustand entsteht als Folge eines vorangegangenen Gentian- und Willow-Zustandes. Aus einer pessimistischen Grundhaltung heraus, in der nur Negatives erwartet wurde, fühlt sich der Betreffende von anderen schlecht behandelt oder gar vom Schicksal betrogen, treten diejenigen Umstände ein, die er insgeheim befürchtet hatte. Auf diese Weise wird er schließlich zum Opfer seiner eigenen Befürchtungen und kapituliert vor seinem vermeintlich unabänderlichen Schicksal, dem er nun scheinbar nicht mehr entrinnen kann.

Da er bisher überall und in allem nur Negatives gesehen und erwartet hatte, bleibt ihm zwangsläufig nur die Resignation, wenn tatsächlich schlimme Ereignisse eintreffen.

Ein Gorse-Zustand dagegen tritt als Folge wiederholter Fehlschläge auf, wenn keine Hoffnung mehr auf einen Erfolg besteht.

Ob bei einem Agrimony-Menschen in einer entsprechenden Situation ein Gorse-Zustand oder ein Sweet-Chestnut-Zustand entsteht, hängt ab von dem seelischen Druck, unter dem der Betroffene aufgrund des Agrimony-Zustandes bereits vor dem auslösenden Ereignis stand, und der Intensität der äußeren Umstände. Befindet er sich bereits in der Phase der Kompensation, neigt er wesentlich mehr zum Sweet-Chestnut-Zustand als ein Agrimony-Mensch, der, obgleich er seine wahren Gefühle nicht nach außen zugibt, keine größeren Probleme zu verbergen hat.

Aspen

Espe oder Zitterpappel   Populus Tremula

Menschen, die Aspen benötigen, leiden unter vagen, nicht benennbaren Ängsten. Sie berichten, sie hätten Angst, wüßten aber nicht wovor.

Manche leiden unter bösen Vorahnungen und bilden sich ein, es würde ein schreckliches Unglück oder gar eine Katastrophe bevorstehen. Dabei steigern sie sich in ihre irrationale Angst förmlich hinein und werden von ihren eigenen Angstvorstellungen regelrecht verfolgt. Damit machen sie sich das Leben selbst zur Hölle.

Vieles, wovor sie sich fürchten, entspringt ihrer eigenen Phantasie. Die kindliche Angst vor Gespenstern ist ein typisches Beispiel eines Aspen-Zustandes. Auch die Angst vor Schlangen und Spinnen gehört hierzu, da uns diese Tiere in unserer üblichen Umgebung wohl kaum gefährlich werden können und die Angst vor ihnen völlig unbegründet ist.

Aspen-Typen sagen über sich selbst:

- Ich habe Angst vor allem, was ich nicht direkt fassen kann.
- Ich leide unter grundlosen Ängsten. Früher hatte ich sogar Angst vor Dämonen und dunklen Kräften.
- Im Dunklen habe ich Angst, es könnte etwas Bedrohliches geschehen.
- Ich bekomme nachts im Bett öfters Beklemmungsgefühle in der Brust und habe dann furchtbare Angst, weiß aber nicht wovor. Angst habe ich eigentlich ständig, vor allem vor einem erneuten nächtlichen Angstanfall.
- Ich habe häufig Angst vor der Angst.
- Wenn ich allein bin, überfällt mich eine schreckliche Angst, die aber völlig unbegründet ist.
- Ich getraue mich oft aus Angst nicht vor die Haustüre.
- In der Dunkelheit habe ich große Angst. Vor allem im Wald ist es mir im Dunkeln unheimlich.
- Nachts in der Dunkelheit auf die Straße zu gehen versetzt mich in Panik. Ich fange dann an zu rennen, und es wird mir immer unheimlicher.
- Nachts erwache ich häufig mit grauenhafter Angst aus Alpträumen.
- Ich habe Angst vor irgendwelchen Geistwesen.
- Manchmal überkommt mich das unheimliche Gefühl, es würde jemand hinter mir stehen.
- In der Stadt überfallen mich plötzlich Schwindelgefühle, verbunden mit einer grundlosen Angst.
- Ich habe Angst vor Gewalttätigkeiten von Männern.
- Ich habe Angst, vergewaltigt zu werden.
- Ich habe mir eine Gaspistole gekauft, weil ich sehr große Angst vor Überfällen habe.
- Im Krankenhaus hatte ich panische Angst, jemand könnte mich vergiften. Die Ärzte meinten, ich hätte eine akute Psychose.

- Ich habe Angst, irgendwann einmal zusammenzubrechen. Dabei bin ich im Augenblick völlig gesund.
- Mich überkommt manchmal das Gefühl, es wäre irgend etwas Schreckliches passiert. Hinterher stellt sich dann heraus, daß die Befürchtung unbegründet war und ich mir etwas eingebildet habe.
- Wenn irgend jemand etwas Schlimmes passiert, bekomme ich sofort Angst, es könnte mir ebenfalls passieren. Ich kann mir selbst viel einreden.
- Ich habe Angst vor der Zukunft.
- Häufig habe ich plötzlich panische Angst, es könnte gleich etwas Furchtbares passieren, ich weiß aber nicht was.
- An manchen Plätzen werde ich extrem unruhig und bekomme es mit der Angst zu tun. Möglicherweise hängt das mit Erdstrahlen oder sonstigen negativen Schwingungen zusammen.
- In manchen Zimmern gibt es Stellen, an denen ich mich nicht aufhalten kann.

Aspen hat eine gewisse Ähnlichkeit zu Rock Rose. Da bei letzterer jedoch ein konkreter Anlaß für die Angst besteht, sind beide Blüten eigentlich leicht zu unterscheiden. Wegen der Ähnlichkeit der Symptome soll dennoch eine Gegenüberstellung die Unterschiede verdeutlichen:

Aspen	Rock Rose
Unbegründete Angst	Angst infolge eines realen Ereignisses
Angst, es könnte etwas Schreckliches passieren.	Angst, weil etwas Schreckliches passiert ist (Unfall, Tod eines Angehörigen, schwere Erkrankung usw.).
Unheimliche Angst, steigert sich selbst immer weiter in die Angst hinein, eventuell sogar bis in die Panik.	Erschrickt durch einen äußeren Anlaß zu Tode; gerät in Panik und ist vor Angst wie von Sinnen.
Panische Angst im Dunkeln	Gerät in Panik, weil er im Dunkeln erschreckt wurde.
Alpträume; hat Angst vor dem, was er geträumt hat. Die im Traum erlebte Angst setzt sich im Wachzustand fort. Die Befürchtung, erneut einen Alptraum zu bekommen, hindert ihn am Wiedereinschlafen.	Alpträume; erwacht in Panik, weil er im Traum etwas Furchtbares erlebt hat. Eventuell wird im Traum ein Unfall oder eine Katastrophe wiedererlebt. Die Angst verflüchtigt sich nach dem Erwachen sehr schnell wieder.
Angst *vor* körperlicher Gewalt, Überfällen, Vergewaltigungen, Mißhandlungen.	Angst *bei* körperlicher Gewalt, Überfällen, Vergewaltigungen, Mißhandlungen.
Lebt in ständiger Angst. Hat Angst vor eingebildeten Dingen, die sich grundlos bis zur Panik steigern kann.	Chronische Form: verarbeitet *reale* Erlebnisse schockartig, gerät durch äußere Anlässe leicht in Panik.

Aspen-Ängste haben einen ganz anderen Charakter als die von Mimulus. Da es jedoch in manchen Fällen nicht einfach ist, zu entscheiden, ob es sich um eine vage oder um eine konkrete Angst handelt, soll eine Gegenüberstellung die Unterscheidung erleichtern:

Aspen	Mimulus
Vage Ängste; Angst vor *dem* Unbekannten	Angst vor unbekannten Dingen, die aber konkret benennbar sind, z. B. fremde Umgebung im Urlaub, unbekannte Speisen u. a.
Angst vor der Zukunft; sie steht bedrohlich vor einem, Unheilsahnungen	Angst vor der Zukunft aus konkreten Gründen, z. B. wegen finanzieller Probleme, Arbeitslosigkeit, Schulden
Angst vor dem Tod und was danach kommt	Angst vor dem Sterben; vor den damit verbundenen Schmerzen
Irrationale Angst vor Überfällen, körperlicher Gewalt	Angst vor Einbrechern; daß etwas gestohlen wird
Babys weinen *grundlos*.	Babys weinen aus einem konkreten Anlaß, den man nicht kennt, jedoch vermuten kann, z. B. laute Geräusche, grelles Licht, fremde Stimmen.

Die Blüte Aspen verkörpert die Angst vor allem, was nicht konkret faßbar ist. Diese tritt besonders bei Gedanken über Religion und Tod auf. Aspen-Menschen beschäftigen sich sehr viel mit dieser Thematik und verstärken dadurch ihre eigene Angst.

Das Aspen-Bild ist eine Mischung aus Faszination vor okkulten Phänomenen und gleichzeitiger Angst davor. Die Faszination bewirkt, daß der Betroffene von allem geradezu angezogen wird, was ihn ängstigt. Das unheimliche Gefühl, die Gänsehaut und die zu Berge stehenden Haare gelten für diese Menschen als «Beweis» dafür, daß es übersinnliche Dinge gibt. Deshalb fällt es ihnen so schwer, diese Angst loszulassen, da sie unbewußt befürchten, dadurch die Erfahrung okkulter Phänomene zu verlieren.

Viele steigern sich in ihre Angst hinein, weil ihnen offensichtlich das Unheimliche auf irgendeine Weise Lust verschafft. Ich weiß von einem jungen Mann, der aus diesem Grund mitten in der Nacht auf den Friedhof geht.

Andere legen die Karten, pendeln oder betreiben Astrologie aus der Motivation heraus, Unfälle, Unglücke oder gar Katastrophen vorauszusehen. Sie leben in ständiger Angst vor dem Eintreffen ihrer «Vorhersagen». Hierzu zwei Beispiele:

Ein Bekannter von mir fährt, zeigt das Horoskop Unfallgefahr an, nicht mit seinem Auto. Besteht gar Infektionsgefahr, so gibt er an diesem Tag keine Injektionen.

Eine Frau fragte mich verzweifelt, was sie denn für ihren Sohn tun könne, sie hätte in seinem Horoskop gesehen, daß ihm ein furchtbares Unglück bevorstehen würde.

Solche Menschen werden leicht ein Opfer ihrer eigenen Wahnvorstellungen. Das Schlimme dabei ist, daß das erwartete Unglück manchmal tatsächlich eintritt. Es gibt schließlich sog. «sich selbst erfüllende Prophezeiungen». Durch das intensive Erwarten eines Ereignisses bewirkt es der Betreffende selbst. Dabei müssen es nicht einmal die negativen Gedanken sein, die nach dem Gesetz der Anziehung das befürchtete Unglück auf unsichtbare Weise herbeiführen. Der Betreffende selbst kann durch sein Verhalten der Auslöser sein:

In Erwartung eines Unfalls fährt er z. B. ganz vorsichtig und langsam. Da er dadurch unter Umständen zu einem Verkehrshindernis wird, reizt er andere zu riskanten Überholmanövern, oder er provoziert einen Auffahrunfall, weil er im Schneckentempo über die Kreuzung schleicht und der nachfolgende Fahrer nicht mit seiner reduzierten Geschwindigkeit gerechnet hat.

Trifft einmal, vielleicht per Zufall, eine Vorhersage ein, gilt dies als Beweis für seinen «siebten Sinn», und alle weiteren Prophezeiungen werden als real angesehen. Da die Motivation jedoch Angst ist, sieht er nur Schlimmes voraus.

Katastrophal wirken sich solche Prophezeiungen im partnerschaftlichen Bereich aus. Steht das Scheitern einer Ehe bereits fest, sucht man krampfhaft nach Gründen. Da man aufgrund seiner «Eingebungen» seinem Partner vieles unterstellt, was überhaupt nicht stimmt, gibt man schließlich selbst den Anlaß dazu.

Aspen-Typen sind äußerst sensitiv, manche sogar medial begabt. Hierin liegt eine große Gefahr, denn eine mediale Begabung in Verbindung mit Angst zieht genau die dunklen Kräfte an, vor denen sich der Betreffende fürchtet. Er erlebt das, wovor er in unsichtbaren Bereichen Angst hat, tatsächlich. Es kommt zu Phänomenen wie Besessenheit, Angstvisionen, Fratzensehen, Halluzinationen usw.

Der Aspen-Zustand kann verstanden werden als Folge eines feinstofflichen Einflusses, den der Betreffende spürt, aber nicht klar einordnen kann. Infolgedessen erzeugt diese Wahrnehmung eine vage, nicht benennbare Angst. Genauso wie das Berühren einer heißen Herdplatte einen brennenden Schmerz auf der Haut erzeugt, der von unserem Bewußtsein als Hitze erkannt wird, erzeugt die Wahrnehmung astraler Einflüsse ein Gefühl, das wir in Ermangelung genaueren Wissens als Angst erfahren.

Sensitive erklären, daß sie bei Wahrnehmungen aus der sog. Astralsphäre eine Empfindung von Angst bekämen, die sie aber nicht mehr fürchten, da sie diese Dinge mittlerweile kennen und mit ihnen umgehen könnten. Dieses kurze Angstgefühl ist für sie das Erkennungsmerkmal der Berührung mit einer anderen Dimension, ähnlich wie der brennende Schmerz auf der Haut unserem Körper die Berührung eines heißen Gegenstandes signalisiert.

Aus diesem Grund ist Aspen-Menschen nicht damit gedient, wenn man versucht, ihnen die Angst auszureden oder gar ihre Wahrnehmungen als Halluzinationen hinzustellen. Zwar bilden sie sich aufgrund ihrer Angst sehr viel ein. Doch beruht ihre Einbildung auf «realen» Einflüssen einer nicht sichtbaren, feinstofflichen Daseinsebene, auch wenn diese ihnen nicht unbedingt bewußt sind. Da sie diese Empfindungen nicht einordnen können und aus o. g. Gründen als Angst wahrnehmen, lösen sie bei ihnen Vorstellungen aus, die das Unerklärliche, Unheimliche zu erklären suchen. Dabei werden (aufgrund der seelischen Ausnahmesituation) im Unterbewußtsein gespeicherte Impulse und Urängste aktiviert, die das Erlebnis zu einer Mischung aus Wahn und astraler Wirklichkeit werden lassen.

Hier ist es wichtig, den Betroffenen – so weit es möglich ist und ihm der reale Hintergrund seiner Angst bewußt ist – über seinen Zustand aufzuklären und ihm zu helfen, mit seiner Sensitivität fertig zu werden. Denn das Gefühl, unverstanden zu sein oder gar für verrückt gehalten zu werden, erzeugt bei ihm noch mehr Angst, vor allem davor, mit seinen Phänomenen alleine fertig werden zu müssen.

Er muß im Gegenteil lernen, sich von seinen okkulten Erscheinungen bewußt zu lösen, d.h. bewußt «wegzuschauen». Der Behandler muß ihm klarmachen, daß diese astralen Einflüsse ihm nur dann schaden können, wenn er sich für sie öffnet, was durch die Angst geschieht. Löst er sich von ihr, hören auch seine Erscheinungen auf.

Wir sind nie wirklich alleine. Ein ganzer Kosmos unsichtbarer Schwingungen und auch Wesen umgibt uns ständig. Das ist jedoch kein Grund zur Beunruhigung. Die Natur hat unsere Wahrnehmungsfähigkeit auf unsere physische Ebene begrenzt, damit wir uns nicht ständig mit dieser anderen Sphäre auseinandersetzen müssen.

Aspen-Menschen müssen lernen, daß es keinen Grund gibt, in Panik auszubrechen, wenn sie von dieser Sphäre etwas wahrnehmen. Sie sollten versuchen, sich von diesen Dingen abzulenken und «wegzusehen», denn ihre Furcht verstärkt ihre Sensibilität und stellt eine Verbindung zum Geschauten her. Es hilft ihnen nur eines: sich davon *bewußt* zu lösen.

Ein Aspen-Zustand in der oben geschilderten extremen Form ist relativ selten, dafür aber äußerst dramatisch. In der häufiger vorkommenden abgemilderten Form klagen die Betroffenen über vage, nicht benennbare Ängste oder Angst im Dunkeln. Der Mechanismus der Entstehung dieser Angst ist jedoch derselbe. Die Einnahme der Blüte Aspen reicht hier alleine aus, um die Angst zu beseitigen. Beim extremen Aspen-Zustand ist eine Betreuung, wie oben geschildert, dringend erforderlich, da der Kranke langsam aber sicher auf eine akute Psychose zusteuert.

KAPITEL VII
Rescue Remedy

Notfalltropfen

Bei Rescue Remedy handelt es sich um eine fertige Blütenkombination, die als Erste-Hilfe-Maßnahme bei Notfällen aller Art eingesetzt werden kann.

Die Mischung besteht aus folgenden Blüten:

Star of Bethlehem: für den Schockzustand
Rock Rose: gegen akute Angst und Panikgefühle
Impatiens: gegen innere Spannungsgefühle und Streß
Cherry Plum: gegen die Angst, aus Verzweiflung durchzudrehen
Clematis: gegen das Gefühl, «nicht ganz da» zu sein

Das Indikationsspektrum dieser Mischung reicht vom seelischen Notfall wie akutem Erschrecken, schlimmen Nachrichten, Hiobsbotschaften u. v. a. bis zu körperlichen Verletzungen, Verbrennungen, Unfällen. Beim Kreislaufkollaps und bei Allergien ist es in der naturheilkundlichen Praxis das zweite Mittel (nach den medizinischen Notfallmaßnahmen) zur Beseitigung der Angst, die in diesen Situationen fast immer auftritt.

Rescue Remedy ist immer dann angezeigt, wenn irgendeine Situation auf den Betroffenen bedrohlich wirkt oder sogar tatsächlich lebensbedrohlich für ihn ist. Durch den Schockzustand ist das energetische System wie gelähmt; das Bewußtsein hat die Tendenz, sich vom Körper zurückzuziehen bzw. ihn im Extremfall sogar zu verlassen. Hellsichtige sprechen davon, daß sich dabei der sogenannte «Astralkörper» vom physischen Körper teilweise oder sogar ganz ablöst.

Ein Freund erlebte diesen Vorgang voll bewußt bei einem Verkehrsunfall. Er schaute nach dem Aufprall von oben auf die Unfallstelle herab und sah seinen schwer verletzten Körper unbeweglich zwischen den Trümmern seines Motorrades liegen. Der Körper ist in dieser Situation völlig sich selbst überlassen und somit nicht fähig, seine Selbstheilungskräfte zu aktivieren. Rescue Remedy beseitigt sehr rasch diese energetische Blockade und ermöglicht es so dem Regulationssystem des Körpers, die in einer Notfallsituation erforderlichen Maßnahmen einzuleiten. Auf diese Weise ist verständlich, warum dieses Mittel schon in vielen Fällen Leben retten konnte. Es stellt bei schweren Unfällen und in lebensbedrohlichen Situationen eine für jeden praktikable Erste-Hilfe-Maßnahme bis zum Eintreffen eines Arztes dar.

Ein Beispiel soll den raschen Wirkungseintritt dieser Tropfen veranschaulichen: Ein vierjähriger Junge hatte sich zwei Schneidezähne ausgeschlagen, blutete sehr stark und schrie vor Schmerzen. Er bekam sofort einige Tropfen Rescue Remedy direkt aus der Stockbottle auf die Zunge. Anschließend wurden mehrere Tropfen Rescue Remedy und ein homöopathisches Wundheilungsmittel auf ein Glas Wasser gegeben und ihm schluckweise jede halbe Minute verabreicht. Zehn Minuten nach der Verletzung schlief er im Arm seiner Mutter ein. Als er nach Stunden wieder erwachte, waren die Schmerzen vollständig verschwunden.

«Dr. Bach gebrauchte Rescue zum ersten Mal im Jahre 1930 – damals noch in seiner ursprünglichen Zusammensetzung aus Rock Rose, Clematis und Impatiens; die beiden anderen Blütenmittel hatte er zu jener Zeit noch nicht entdeckt. Während eines starken Sturmes erlitt ein kleines, mit Dachziegeln beladenes Boot vor der Küste von Cromer – dem Ort, an dem Dr. Bach seinerzeit lebte – Schiffbruch. Die Besatzung, zwei Männer, klammerte sich an den Mast, um nicht von Bord ihres sinkenden Schiffes gerissen zu werden. Wegen der mächtig aufgewühlten See mußten sie viele, lange Stunden im Wasser bleiben, bis das Rettungsboot sie schließlich aufnehmen konnte. Der jüngere der beiden Männer war inzwischen bewußtlos, sein Gesicht blau, und seine Kleidung starr vom Salz des Meeres verkrustet. Dr. Bach rannte ins Wasser hinaus, dem Rettungsschiff entgegen, als man den Schiffbrüchigen hereintrug, und befeuchtete dessen Lippen mit Rescue. Diese Behandlung setzte er den ganzen Weg vom Strand bis zu einem nahegelegenen Hotel fort. Noch bevor sie das Haus erreichten, erlangte der Mann das Bewußtsein wieder, und als man die Trage mit ihm dort absetzte, bat er bereits um eine Zigarette.»[24]

Kapitel VII
Das Auffinden der in Frage kommenden Blüten

A. Befragung

Das wichtigste diagnostische Instrument zur Auffindung der richtigen Bach-Blütenmittel ist die Befragung. Alle weiteren diagnostischen Möglichkeiten stellen lediglich eine Ergänzung dar, um Lücken in der Fragestellung zu schließen und das Behandlungskonzept zu vervollständigen.

Bei den Bach-Blüten handelt es sich, wie es auch der Titel des ersten in deutscher Sprache erschienenen Buches von Bach beschreibt, um «Blumen, die durch die Seele heilen». Aus diesem Grund ist das Gespräch zur Bewußtwerdung der seelischen Ursachen der momentanen Beschwerden von zentraler Bedeutung.

Aus dem gleichen Grunde ist auch eine Selbstbehandlung – außer bei akuten Befindensstörungen, bei denen die negativen Seelenkonzepte offensichtlich sind – nicht sehr effektiv. Wir brauchen immer ein Gegenüber, das uns unsere eigene Problematik widerspiegelt. Niemand ist wirklich objektiv zu sich selbst. Erst der andere kann uns auf unsere inneren Fehlhaltungen aufmerksam machen, da er die notwendige Distanz zu unseren Problemen besitzt.

Ein weiterer wichtiger Grund für das Gespräch ist die Tatsache, daß dem Behandelten bewußt sein muß, was die Blüten in seiner Psyche bewirken sollen. So wird er bei etwaigen Reaktionen bzw. Erstverschlimmerungen nicht die Nerven verlieren. Deshalb sollten ihm am Schluß der Sitzung die Wirkungen der für ihn ausgesuchten Blüten erklärt werden. Hilfreich ist es ebenfalls, wenn er sich Literatur über die Bach-Blütentherapie beschafft und die Blütenbilder zu Hause nachlesen kann.

Der folgende Fragebogen enthält zusätzlich Hinweise auf die in Frage kommenden Blüten und ermöglicht dem Anfänger, auch ohne fundierte Kenntnisse der Blütenbilder eine ausführliche Befragung durchzuführen.

Wer bereits gute Grundkenntnisse besitzt und ohne dieses Hilfsmittel auskommt, findet im Anhang den gleichen Fragebogen in gekürzter Form ohne detaillierte Erklärungen.

B. Fragenkatalog

1. *«Wovor haben Sie Angst?»*
   - Aspen: Vage, nicht benennbare Ängste
   - Mimulus: Konkrete Ängste
   - Rock Rose: Akute Panik
   - Cherry Plum: Angst durchzudrehen, auszuflippen
   - Red Chestnut: Angst um andere
   - Larch: Erwartungsangst, Angst zu versagen, Angst, sich zu blamieren
   - Centaury: Angst, nicht anerkannt zu werden
   - Crab Apple: Angst, sich zu infizieren

2. *«In welchen Situationen fühlen Sie sich unsicher?»*
   - Cerato: Fragt bei Entscheidungen andere um Rat
   - Scleranthus: Problem: immer zwei Möglichkeiten
   - Wild Oat: Zu viele Möglichkeiten, deshalb verwirrt; weiß nicht, was er will
   - Gentian: Zweifelt an allem, leicht entmutigt
   - Gorse: Hoffnungslos, glaubt nicht mehr an Hilfe
   - Hornbeam: Geistig erschöpft, zweifelt an der eigenen Kraft

3. *«Sind Sie manchmal unkonzentriert? – Lassen Sie sich leicht von der Arbeit ablenken?»*
   - Clematis: Tagträumer, lebt in einer Phantasiewelt
   - Honeysuckle: Lebt in der Vergangenheit

- White Chestnut: Kann nicht abschalten, lästige Gedanken
- Chestnut Bud: In Gedanken bereits zwei Schritte voraus
- Wild Rose: Kein Interesse, gleichgültig, lustlos
- Mustard: Melancholisch, grundlose Traurigkeit
- Olive: Erschöpft, total kaputt

4. *«Fühlen Sie sich manchmal einsam?»*
   - Heather: Fühlt sich schnell einsam, braucht immer jemanden um sich herum
   - Water Violet: Zieht sich innerlich zurück, Kontaktschwierigkeiten
   - Impatiens: Arbeitet lieber allein; andere können mit seinem Arbeitstempo nicht mithalten

5. *«In welchen Situationen sind Sie beeinflußbar?»*
   - Centaury: Kann nicht nein sagen, willensschwach
   - Walnut: Neubeginnphase, deshalb wankelmütig
   - Holly: Regt sich sehr schnell auf, leicht reizbar
   - Agrimony: Stimmungsmacher, greift leicht zu Alkohol und Drogen

6. *«Wann waren Sie mutlos und verzweifelt?»*
   - Star of Bethlehem: Nach einem seelischen Schock, Unfall, Tod eines Angehörigen usw.
   - Sweet Chestnut: Total verzweifelt, glaubt, an seinem Leid zu zerbrechen
   - Willow: Hält sich für ungerecht behandelt, verbittert
   - Crab Apple: Hält sich für unrein, verdammt sich selbst für irgendwelche angebliche Sünden
   - Pine: Sucht die Schuld stets bei sich selbst, Selbstvorwürfe, Schuldgefühle
   - Larch: Hält sich für weniger tüchtig und fähig als andere, Mangel an Selbstvertrauen
   - Elm: Fühlt sich seiner Aufgabe momentan nicht gewachsen; überfordert, z. B. vor Prüfungen

– Oak: Erschöpfung, arbeitet aber aus Pflichtgefühl weiter, ausgelaugt

7. *«Machen Sie sich Sorgen um das Wohl anderer?»*
   – Chicory: Überbehütende Persönlichkeitshaltung
   – Vine: Weiß alles besser und zwingt deshalb anderen seinen Willen auf
   – Beech: Glaubt, andere auf ihre Fehler aufmerksam machen zu müssen; kritisiert, tadelt, nörgelt
   – Vervain: Glaubt, er müßte andere von seinen Ideen überzeugen, missionarischer Eifer
   – Rock Water: Strenge moralische Vorstellungen, will anderen ein Beispiel sein

8. *«Wogegen sind Sie empfindlich?»*
   – Mimulus: Laute Geräusche, grelles Licht, Kälte, unfreundliche Worte
   – Agrimony: Störungen aus der Umgebung, z. B. Kinderlärm, Musik, auch leise Geräusche
   – Larch: Gegen Kritik und Tadel, aus Mangel an Selbstvertrauen
   – Pine: Gegen Vorwürfe, fühlt sich schuldig
   – Vervain: Gegen Ungerechtigkeiten
   – Impatiens: Gegen Menschen, die langsamer arbeiten; langsam fahrende Autos, wenn er sie nicht überholen kann
   – Centaury: Gegen Ablehnung, Gefühl des Nichtangenommenseins; gegen leidende Menschen, da starkes Mitgefühl
   – Gentian: Gegen Fehlschläge, da leicht entmutigt

9. *«Woran müssen Sie öfters denken?»*
   – Star of Bethlehem: Vergangene unangenehme Dinge
   – Honeysuckle: Vergangene angenehme Dinge, «gute alte Zeit»
   – Clematis: Phantasien, Tagträume

- White Chestnut: Kann Gedanken nicht abschalten
- Willow: Unrecht, das ihm angetan wurde
- Chestnut Bud: Was er als nächstes tun wird
- Red Chestnut: An andere, ob es ihnen gut geht

10. *«Worüber können Sie sich ärgern?»*
    - Holly: Über alles, ärgert sich sehr leicht
    - Centaury: Über sich selbst, weil er nicht nein sagen konnte; fühlt sich ausgenutzt
    - Vervain: Über sich selbst, wenn er seinen hochgesteckten Selbstansprüchen nicht genügen konnte
    - Rock Water: Über sich selbst, wenn er doch gegen seine Moral verstoßen hat oder seine eigenen Vorschriften übertreten hat
    - Beech: Über die Dummheit anderer
    - Impatiens: Daß er warten muß

11. *«Womit sind Sie unzufrieden?»*
    - Chicory: Mit Schwiegersohn/Schwiegertochter etc., über Undank
    - Wild Oat: Weil er seine Lebensaufgabe nicht findet; nicht weiß, was er tun soll; keine Perspektive hat
    - Vervain: Mit sich selbst, zu hohe Selbstansprüche
    - Pine: Weil er Fehler gemacht hat, Schuldgefühle
    - Rock Water: Weil er seinen moralischen Ansprüchen nicht genügt
    - Impatiens: Weil alles zu langsam vorangeht
    - Hornbeam: Weil zu erschöpft, um etwas zu leisten
    - Water Violet: Weil alles zu banal ist; sucht das Besondere, weil er sich als etwas Besseres fühlt

12. *«Sind Sie öfter müde oder erschöpft? Was laugt Sie aus?»*
    - Olive: Totale physische und psychische Erschöpfung nach Krankheiten oder Phasen kolossaler Überarbeitung

- Hornbeam: Mentale Erschöpfung, nach zu viel geistiger Arbeit, Studium, nächtlichem Lesen etc.
- Elm: Plötzliche Erschöpfung, Blackout
- Oak: Überarbeitung, arbeitet trotzdem weiter; zu großes Pflichtbewußtsein
- Centaury: Ausgelaugt durch Anwesenheit anderer, überarbeitet aus zu großer Hilfsbereitschaft

13. *«Können Sie sich von Herzen freuen?»*
Totalverlust an Lebensfreude:
- Holly: Weil verärgert
- Willow: Weil verbittert
- Wild Oat: Sieht kein Ziel
- Wild Rose: Alles erscheint sinnlos, hat resigniert
- Gorse: Verzweifelt; glaubt, niemand könne ihm helfen
- Sweet Chestnut: Tiefste Verzweiflung, völlig ohne Hoffnung
- Pine: Wegen Schuldgefühlen
- Crab Apple: Fühlt sich innerlich unrein, sündig, befleckt
- Rock Water: Unterdrückte Bedürfnisse
- Vervain: Kann sich erst wieder freuen, wenn er seine eigenen Erwartungen erfüllt hat
- Star of Bethlehem: Nach seelischem Trauma
- Scleranthus: Himmelhoch jauchzend – zu Tode betrübt
- Gentian: Pessimistisch; es geht ja doch alles schief, exogene reaktive Depression
- Mustard: Grundlos, endogene Depression
- Water Violet: Zieht sich vom Leben zurück; ist sich für «banale» Freuden des Lebens zu schade
- Agrimony: Nur nach außen hin sorglos
- Hornbeam: Zu erschöpft, um sich an irgend etwas zu erfreuen
- Olive: Total kaputt, denkt nur noch an Schlaf

14. *«Sind Sie manchmal traurig und niedergeschlagen?»*
   - Mustard: Grundlos, endogene Depression
   - Gentian: Grund für Traurigkeit bekannt, exogene reaktive Depression
   - Wild Oat: Sieht weder Sinn noch Ziel in seinem Leben
   - Gorse: Traurig, weil ohne Hoffnung
   - Sweet Chestnut: Total verzweifelt

15. *«Sind Sie gegenüber Kleinigkeiten nachlässig oder eher übergenau, perfektionistisch?»*

   nachlässig, schlampig:
   - Wild Rose: Nachlässig aus Resignation
   - Wild Oat: Nachlässig, da der Sinn fehlt
   - Clematis: Nachlässig aus Unaufmerksamkeit, in Gedanken woanders
   - Chestnut Bud: Schiebt Unangenehmes auf; vieles erscheint ihm auch unwichtig
   - Water Violet: Fühlt sich über bestehende Ordnungen erhaben; «wer Ordnung hält, ist zu faul zum Suchen – das Genie behält den Überblick»; bei speziellen Interessengebieten dagegen perfektionistisch
   - Heather: Bei Kindern: unordentlich und unartig, um Zuwendung zu erpressen, selbst wenn es sich dabei um Zurechtweisung oder gar Prügel handelt
   - Hornbeam: Aus Erschöpfung nachlässig, obwohl es sonst nicht seine Art ist
   - Mustard: Nachlässig aus einem Gefühl innerer Leere, nur während melancholischer Phasen

   perfektionistisch:
   - Crab Apple: Muß alles ganz genau machen, sonst fühlt er sich unrein; Perfektionszwang
   - Vervain: Aus Begeisterung, dazu extrem hohe Selbstansprüche, will sich selbst etwas beweisen

- Rock Water: Idealist, versucht anderen durch eigenes Vorbild etwas zu beweisen
- Water Violet: Will besser als andere sein, um sein Überlegenheitsgefühl zu rechtfertigen; alltäglichen Dingen gegenüber jedoch eher nachlässig
- Heather: Um damit im Mittelpunkt zu stehen, braucht Publikum

16. *«Macht es Ihnen etwas aus, wenn Sie warten müssen?»*
    - Impatiens: Ungeduldig
    - Cherry Plum: Hat Angst, er drehe gleich durch (oft bei Drogenkonsumenten)
    - Holly: Ärgert sich
    - Beech: Lästert bei anderen über denjenigen, der ihn warten ließ
    - Gentian: Hat Angst, daß er nicht mehr drankommt

17. *«Passiert Ihnen häufig der gleiche Fehler?»*
    - Chestnut Bud: Lernt nicht aus seinen Fehlern
    - Clematis: Aus Unachtsamkeit, weil verträumt
    - Centaury: Fällt immer wieder auf die gleiche Masche herein, weil er nicht nein sagen kann

18. *«Fühlen Sie sich anderen Menschen in irgendeiner Weise überlegen?»*
    - Water Violet: Hält sich für etwas Besseres
    - Rock Water: In moralischem Sinn; hält andere z. B. für Heiden, Ungläubige, Sünder etc.

19. *«Neigen Sie zu Schuldgefühlen?»*
    - Pine: Fühlt sich schuldig
    - Crab Apple: Hält sich für unrein, sündig, befleckt

20. *«Kennen Sie Eifersucht? Neid?»*
    - Holly: Eifersucht, Neid, Mißgunst

21. *«Fühlen Sie sich von irgend jemandem ungerecht behandelt? – Gibt es jemanden, dem Sie nicht verzeihen können? – Kennen Sie das Gefühl von Verbitterung?»*

– Willow: Verbittert, fühlt sich als Opfer

22. *«Fühlen Sie sich manchmal in irgendeiner Weise unrein? – Stört Sie Schmutz? – Ekeln Sie sich auf fremden Toiletten?»*

– Crab Apple: Angst vor Schmutz, Ansteckung, Schweiß; Ekel vor allem Körperlichen; fühlt sich selbst unrein

23. *«Fällt es Ihnen manchmal schwer, sich zu etwas zu entschließen?»*

– Cerato: Braucht die Bestätigung durch andere

– Scleranthus: Kann sich zwischen *zwei* Möglichkeiten nicht entscheiden, hin- und hergerissen

– Wild Oat: Kann sich zwischen *mehreren* Möglichkeiten nicht entscheiden

– Walnut: In einer Neubeginnphase des Lebens verunsichert, kann sich deshalb nicht entschließen

– Hornbeam: Kann sich oft nicht entschließen, aus dem Bett aufzustehen

24. *«Sind Sie eher ein Optimist oder ein Pessimist?»*

– Gentian: Pessimist

– Agrimony: Spielt den Optimisten, obwohl innerlich von Sorgen gequält

25. *«Haben Sie Selbstvertrauen?»*

– Larch: Mangel an Selbstvertrauen

– Cerato: Mangelndes Vertrauen in die eigene Urteilsfähigkeit, fragt andere um Rat

– Centaury: Willensschwäche, kann nicht nein sagen

26. *«Wie setzen Sie sich gegenüber Ihrer Umwelt durch? – Was tun Sie, wenn andere ganz anderer Meinung sind? – Was würden Sie machen, wenn Sie etwas tun müßten, das Sie im Grunde Ihres Herzens ablehnen?»*

- Vervain: Versucht, andere zu überzeugen
- Vine: Versucht es mit Gewalt, droht mit Konsequenzen o. ä.
- Chicory: Probiert es auf die diplomatische Art; sagt anderen, was er bereits alles für sie getan hat und was sie ihm dafür an Dank schuldig sind
- Impatiens: Will die Angelegenheit ganz schnell regeln und reagiert aus Ungeduld total überschießend
- Rock Water: Prinzipienreiter, würde im Notfall sogar seinen Job riskieren

27. *«Wie reagieren Sie auf unangenehme Dinge?»*

Ärger:
- Holly: Reagiert cholerisch; schreit den anderen an; ist nur schwer wieder zu beruhigen; nachtragend
- Centaury: Gibt schnell nach um des «lieben Friedens willen»
- Water Violet: Zieht sich zurück, hält Streit für unter seiner Würde
- Beech: Tadelt den anderen, sucht Fehler, versucht den anderen durch spitze Bemerkungen zu verletzen
- Larch: Kann sich schlecht zur Wehr setzen aus Mangel an Selbstvertrauen

Kummer:
- Heather: Jammert, lamentiert
- Star of Bethlehem: Reagiert geschockt
- Agrimony: Macht den Kummer mit sich alleine ab; spricht mit niemandem darüber; versucht abzulenken
- Gentian: Schnell verzagt, entmutigt
- Gorse: Verzweifelt

28. *«Möchten Sie getröstet werden, wenn Sie traurig sind?»*
   - Agrimony: Lehnt Trost ab, macht alles mit sich selbst ab
   - Heather: Starkes Verlangen nach Trost

29. *«Lösen Sie Ihre Probleme lieber alleine oder mit anderen?»*

   alleine:
   - Agrimony: Gibt Probleme nach außen nicht zu, fröhliche Fassade
   - Water Violet: Zu stolz, um Hilfe anzunehmen

   mit anderen:
   - Cerato: Fragt andere um Rat
   - Heather: Braucht jemanden, um sich auszuweinen

30. *«Sind Sie ein guter Zuhörer?»*
   - Heather: Kann sehr schlecht zuhören

31. *«Reißen Sie manchmal ein Gespräch an sich?»*
   - Vervain: Will andere überzeugen
   - Heather: Will Aufmerksamkeit auf sich lenken, braucht Publikum
   - Impatiens: Nimmt anderen vor Ungeduld das Wort aus dem Mund

32. *«Worüber machen Sie sich Sorgen?»*
   - Heather: Über sich selbst, Hypochonder
   - Red Chestnut: Um andere; hat Angst, daß ihnen etwas passiert
   - Chicory: Wacht über die Bedürfnisse anderer, überbeschützend
   - Gentian: Um die Zukunft, grübelt gerne

33. *«Waren Sie schon einmal ohne Hoffnung?»*
   - Gentian: Leicht entmutigt, zweifelnd
   - Gorse: Verzweifelt; glaubt, niemand könne ihm mehr helfen

- Sweet Chestnut: Tiefste Verzweiflung, absolute Ausweglosigkeit, total am Ende
- Wild Rose: Resignation

34. *«Haben Sie schon irgendwann einmal in Ihrem Leben aufgegeben, resigniert?»*
    - Wild Rose: Resignation, innere Kapitulation

35. *«Hatten Sie irgendwann einmal Erlebnisse, die Sie schockiert haben?»*
    - Star of Bethlehem: Seelischer Schock, seelisches Trauma
    - Rock Rose: Schreck, Panik, Todesangst

36. *«In welchen Situationen sind Sie innerlich angespannt?»*
    - Impatiens: Aus Ungeduld, alles geht nicht schnell genug
    - Vervain: Will andere überzeugen; kann dabei schlecht innerlich loslassen; Unfähigkeit, sich zu entspannen
    - Agrimony: Beim Einschlafen innere Unruhe, sorgenvolle Gedanken
    - Oak: Arbeitet oft über den «toten Punkt» hinweg, deshalb körperlich total verkrampft
    - Rock Water: Krampfhaftes Festhalten an irgendwelchen Moralvorstellungen, führt zu körperlichen Verkrampfungen
    - Cherry Plum: Ständig innerlich angespannt, um nicht die Beherrschung zu verlieren; zwanghaftes Verhalten
    - Beech: Hat ständig irgendwo etwas auszusetzen; durch die ständige Negativität innerlich verhärtet

37. *«In welchen Situationen reagieren Sie intolerant?»*
    - Beech: In allen Situationen; nörgelt, tadelt
    - Impatiens: Wenn ein anderer langsamer ist als er
    - Rock Water: Gegenüber einer anderen Ideologie;

	nimmt nichts an; intolerant gegen seine eigenen Bedürfnisse
– Vervain:	Gegenüber einer anderen Meinung; versucht andere zu überzeugen
– Heather:	Völlig selbstbezogen; läßt andere nicht zu Wort kommen; will selbst im Mittelpunkt stehen
– Holly:	Läßt sich nichts gefallen, aggressiv

38. *«Was stört Sie an sich selbst am meisten? – Was möchten Sie an sich selbst ändern?»*

C. Partnerdiagnose

Bei der Befragung beklagen sich manche Menschen dauernd über andere Leute. Ob es die böse Schwiegermutter ist, der tyrannische Chef, die schlimmen Nachbarn, die frechen Kinder oder gar der eigene Ehepartner – immer ist ein anderer am eigenen Unglück schuld. Dabei ist es oft ihr eigenes Verhalten, das dem anderen die Möglichkeit gibt, seinen Einfluß in dieser oder jener Weise geltend zu machen.

Nutzen Sie diese Klagen für Ihre Diagnose! Lassen Sie sich die Person, mit der sich der Patient in Gedanken sehr viel beschäftigt, genauer beschreiben! Sie können daraus wertvolle Rückschlüsse über dessen eigenen Charakter ziehen. Dabei ist es unerheblich, wer diese Person ist. Sämtliche Menschen, die für den Betreffenden in irgendeiner Weise einen Partner darstellen, sei es beruflich oder privat, kommen hierfür in Frage, da sie ihm mit ihrem Verhalten einen Spiegel entgegenhalten und ihn so zur Reaktion zwingen. Es muß also nicht nur der Ehepartner sein, auch der Geschäftspartner kann – eben durch sein Verhalten – bei dem Betreffenden Reaktionen und Gefühle auslösen, die ihn in den Mittelpunkt seines Lebens rücken lassen.

Einige Beispiele sollen zeigen, wie auf diese Weise mit anderen Personen eine regelrechte Symbiose eingegangen wird, die für den schwächeren Partner in vielen Fällen sehr schmerzhaft ist.

Beschreibt jemand einen Partner als tyrannisch und herrschsüchtig, so ist zu fragen, warum er sich dies alles gefallen läßt und sich nicht zur Wehr setzt. Vine-Menschen brauchen einen Centaury-Partner, um ihr Machtstreben auszuleben.

Chicory-Menschen, die ständig betonen, was sie für den anderen bereits alles getan haben und wieviel Dankbarkeit er ihnen dafür schuldet, erzeugen bei diesem sehr leicht Schuldgefühle. Taucht im Gespräch ein Chicory-Partner – gleichgültig ob Ehepartner, Mutter oder Arbeitgeber – auf, so ist immer an Pine zu denken. Kinder von Chicory-Eltern leiden fast immer unter Schuldgefühlen.

Einem Heather-Menschen, der alles, was ihm passiert und was ihn bewegt, sofort weitererzählen muß, der ständig Publikum braucht und keinen, den er erst einmal beim Wickel hat, so schnell wieder losläßt, hört nur ein gutmütiger Centaury-Partner zu, da dieser nicht die nötige Willensstärke besitzt, um sich gegen das aufdringliche Verhalten eines Heather-Menschen zu wehren.

Ein Vervain-Mensch, der in seiner Begeisterung seine ganze Umgebung von seinen Ideen überzeugen will, braucht einen Cerato-Partner, der ihm zuhört. Umgekehrt sind Cerato-Menschen glücklich darüber, wenn sie jemanden gefunden haben, der ihnen bereitwillig Auskunft erteilt, da sie aus ihrer inneren Unsicherheit heraus den Rat anderer suchen.

Es gibt auch Blüten-Typen, die sich als Partner nicht die komplementäre Ergänzung suchen, sondern einen Menschen mit genau den gleichen Fehlern. Götz Blome schreibt: «Agrimony ist ein gleichsinniges Partnermittel, denn dieser Typ kann nur dann ausgelebt werden, wenn die jeweilige Bezugsperson sich ähnlich verhält. Die Künstlichkeit des Agrimony-Menschen wird nur von seinesgleichen akzeptiert, denn wer selbst nur an der Oberfläche lebt, empfindet es (vordergründig) als angenehm, wenn sein Gegenüber auch an der Peripherie bleibt. Es ist ein abgezirkeltes Spiel, wie auf der Bühne.»[25]

Beech ist ebenfalls ein gleichsinniges Partnermittel. Handelt es sich um eine harmonische Partnerschaft, so genießen es beide, nach dem Motto: «Gleich und gleich gesellt sich gern», über andere zu lästern. Verläuft die Partnerschaft jedoch disharmonisch, tadeln und beschimpfen sie sich gegenseitig und beklagen sich über die Unduldsamkeit des anderen. Doch wer sich über die Intoleranz eines anderen beschwert, ist meist selbst intolerant, sonst würde es ihn überhaupt nicht stören.

D. Diagnose anhand der Organsprache

Körperliche Beschwerden sind – nach Edward Bach – die Manifestation negativer Gedanken. Was liegt also näher, als die körperlichen Beschwerden zum Auffinden der benötigten Blüten mit heranzuziehen. Wir müssen nur lernen, die «Sprache» des Körpers zu verstehen und die Symptome richtig zu deuten. Folgende Möglichkeiten stehen uns hier zur Verfügung:

1. Sprüche aus dem *Volksmund* können Hinweise auf den Zusammenhang zwischen Gemütsbewegung und Organ liefern.

Beispiele:

Leber:	– Mir ist eine Laus über die Leber gelaufen
Niere:	– Das geht an die Nieren
Herz:	– Mir bricht das Herz
	– Der hat ein Herz aus Stein
Magen:	– Das habe ich nicht verdaut
Schilddrüse:	– Das kann ich nicht schlucken
Kopf:	– Ich habe mir den Kopf darüber zerbrochen
	– Das halte ich im Kopf nicht aus
	– Das bereitet mir Kopfschmerzen
Augen:	– Verschließe bitte davor nicht die Augen
Ohren:	– Wer nicht hören will, muß fühlen
Wirbelsäule:	– Der hat kein Rückgrat
Haut:	– Ich fühle mich in meiner Haut nicht wohl
Gefäße:	– Das läßt das Blut in den Adern gefrieren

2. Geistige Fehlhaltungen lassen sich auch aus der *Funktion der Organe* ableiten.

Beispiele:

Die Beine dienen unserer Fortbewegung. Beschwerden im Bereich der Beine (z. B. im Knie- oder Hüftgelenk) deuten an, daß man vor irgend etwas davonlaufen möchte.

Die Haut ist unsere Berührungsstelle mit der Umwelt. Hautprobleme symbolisieren somit Kontaktschwierigkeiten. Die Beschaffenheit der Haut gibt Hinweise auf die Art des Problems. Schuppenflechte etwa deutet darauf hin, daß sich der Betroffene einen «dicken Panzer» zugelegt hat. Er grenzt sich gegenüber seiner Umwelt ab.

Die Entleerung der Blase ist ein passiver Akt und erfolgt durch Entspannung des Blasenschließmuskels. Störungen dieser Funktion weisen darauf hin, daß die Person nicht loslassen kann. Eine Entzündung der Blase mit Schmerzen beim Wasserlassen zeigt, daß das Loslassen sogar als schmerzhaft empfunden wird.

Über den Dickdarm werden unnütze und nicht mehr gebrauchte Stoffe ausgeschieden. Eine Verstopfung symbolisiert, daß der Betreffende nichts hergeben möchte und krampfhaft etwas festhält. Durchfall zeigt die Angst, durchzufallen (Prüfungsangst) und die Angst, die Anerkennung durch andere zu verlieren.

3. Aus der *Art der Reaktion des Körpers* lassen sich ebenfalls Rückschlüsse auf seelisches Fehlverhalten ziehen.

Beispiele:
Bei einer Entzündung «kämpft» die körpereigene Abwehr gegen eingedrungene «Feinde» wie Bakterien, Viren oder Pilze. Jede Entzündung stellt eine kriegerische Auseinandersetzung auf der Ebene des körpereigenen «Abwehr»-Systems dar. Thorwald Dethlefsen schreibt: «Jede Infektion ist ein stofflich gewordener Konflikt. Die in der Psyche gemiedene Auseinandersetzung (mit all ihren Schmerzen und Gefahren) erzwingt sich auf der Körperebene ihre Berechtigung als Entzündung.»[26]

Bei einer Allergie kämpft das körpereigene «Abwehr»-System gegen absolut harmlose Stoffe wie z. B. Blütenpollen oder Hausstaub. Der Körper kann diese Substanzen nicht «tolerieren» und wehrt sich mit Vehemenz. Die dabei ausgetragene Aggression zeigt sich in Form von Entzündungen, Rötungen, Juckreiz, Niesreiz und kann bei der Anaphylaxie sogar eine lebensbedrohliche Form annehmen.

Bei Erkrankungen des rheumatischen Formenkreises zerstört sich der Körper selbst. Abwehrzellen greifen statt eingedrungener Erreger körpereigene Zellen an. Je nach Art der Erkrankung werden Bewegungsapparat, Weichteile oder auch Blutgefäße betroffen. Die Medizin spricht von «Autoaggression». Sie steht symbolisch für Aggressionen, die nicht offen gelebt werden, sondern gegen sich selbst gerichtet sind.

Jeder Haß, der vor sich hinschwelt, erzeugt einen schwelenden Entzündungsprozeß im eigenen Körper. Wer seine Wut ständig hinunterschluckt, anstelle sie auszuleben oder für eine Lösung des Konflikts zu sorgen, muß diese Aggression auf der körperlichen Ebene austragen; denn alles, was wir in der Psyche nicht leben wollen, begegnet uns im Körper als Symptom wieder. Wir können uns vor den Lektionen des Lebens nicht drücken, unser Körper verhindert dies, indem er uns durch schmerzhafte Bewußtwerdung auf der körperlichen Ebene zu einer Lösung der Probleme zwingt.

Die Organsprache kann uns helfen, den seelischen Ursachen der Beschwerden auf die Spur zu kommen. Jedoch lassen sich den Blüten keine Krankheiten zuordnen. Lediglich die Art der Symptome kann Hinweise darauf geben, was in der Psyche des Patienten möglicherweise vor sich geht. So gibt es z. B. keine Blüte direkt gegen Hypotonie. Da sich jedoch Personen mit einem niedrigen Blutdruck häufig den Belastungen des Alltags nicht gewachsen fühlen, drängt sich hier der Gedanke an Hornbeam auf. Auch Wild Rose könnte hier in Frage kommen, als körperlich manifest gewordene Resignation.

Die in o. g. Beispielen bei einer Entzündung geschilderten Symptome erinnern an Holly. Die Allergie als Ausdruck körperlicher Intoleranz deutet auf Beech, während die Autoaggression beim Rheuma deutlich Willow-Züge trägt. Diese Analogien sind jedoch nur als Hinweise zu sehen und bedürfen der Bestätigung durch das Gespräch.

(Wer sich ausführlicher mit der Organsprache beschäftigen möchte, findet in dem Buch *Krankheit als Weg* von Thorwald Dethlefsen eine Fülle von Hinweisen.)

E. Diagnose über die Bach-Blüten-Hautzonen

Sie ist wesentlich einfacher als die Diagnose anhand der Organsprache, da hier keine Interpretation notwendig ist und damit auch keinerlei Fachkenntnisse bzgl. Psychosomatik oder Körpersprache vorausgesetzt werden. Die Zonen der einzelnen Blüten liegen, ähnlich den Fußreflexzonen, fest. Somit können bei Störungen dieser Zonen die Blütenmittel direkt vom Körper «abgelesen» werden. Die Topographie umfaßt den gesamten Körper.

Für die in Frage kommenden Zonen gibt es zwei Kategorien:

1. Schmerzende Körperstellen sind immer gestört. Auf diese Weise läßt sich das jeweils zutreffende Blütenmittel allein aus der Lokalisation der Beschwerden bestimmen.

2. Es gibt auch «stumme» Zonen, die – obwohl sie gestört sind – keinerlei Beschwerden *an dieser* Stelle verursachen. Diese lassen sich über sensitive Diagnosemethoden finden.

Zwischen den schmerzenden und den «stummen» Zonen bestehen, entsprechend den Schienen, Zusammenhänge. Die in Frage kommenden «stummen» Zonen lassen sich deshalb auch aus der Auswertung folgern und sind somit auch den Behandlern zur Therapie zugänglich, die keine sensitive Diagnose stellen können oder wollen.

Die Bach-Blüten-Hautzonen sind Thema des zweiten Bandes dieses Werkes und werden dort zusammen mit der Diagnose über die Aura und mit den therapeutischen Möglichkeiten beschrieben.

F. Astrologische Diagnose

Astrologische Gesichtspunkte wurden bereits zu Anfangszeiten der Bach-Blütentherapie ins Auge gefaßt. Edward Bach schien selbst davon überzeugt zu sein, wie das nachfolgende Zitat zeigt. Offensichtlich jedoch wollte er sich nicht festlegen, bevor diese

Methode genügend erprobt war. Er schrieb 1933 in einem Brief: «Ich bin etwas vorsichtig, was Astrologie betrifft, und deshalb hat man die Sternzeichen und Monate in den ersten *Zwölf Heilern* ausgelassen. Diese Arbeit wird entscheidend zur Läuterung und zum Verständnis der Astrologie beitragen, meine Aufgabe jedoch scheint zu sein, allgemeine Prinzipien zu geben, mit deren Hilfe Menschen wie Sie, die über ein detailliertes Wissen verfügen, eine große Wahrheit entdecken können. Deshalb möchte ich mit nichts Dogmatischem in Verbindung gebracht werden, *solange man nicht sicher ist. Man weiß, daß das Beiliegende richtig ist* und deshalb reif zur Veröffentlichung, aber die exakte Plazierung von Sternzeichen, Planeten und körperlichen Systemen ist im Augenblick noch nichts Gewisses.»[27]

Es ist das Verdienst Peter Damians, dieses Thema wieder aufgegriffen und in einer einfachen, für jeden verständlichen Weise publiziert zu haben. In seinem Buch *Astrologie und Bach-Blütentherapie* wird eine einfache Methode der Blütendiagnose aus dem Horoskop beschrieben, wie sie auch für den astrologischen Laien praktikabel ist.

Peter Damian beruft sich auf Aussagen Bachs, nach denen er seine zwölf zuerst entdeckten Heilmittel als Hauptmittel einstuft, die später hinzugekommenen als Ergänzungsmittel. Diesen 1933 in dem Artikel *Zwölf Heiler* vorgestellten Hauptmitteln wurden offensichtlich, wie oben genanntes Zitat zeigt, bereits damals die zwölf Sternzeichen zugeordnet.

Bach entdeckte danach zunächst sieben weitere Blütenmittel und bezeichnete sie als «sieben Helfer». 1935 schrieb er in einem Brief an einen Kollegen über weitere hinzugekommene Heilmittel: «Die Verordnung dieser neuen Heilmittel wird viel einfacher, als es zunächst schien, weil jedes von ihnen mit einem der ‹zwölf Heiler› oder mit einem der ‹sieben Helfer› korrespondiert.

Zum Beispiel: Angenommen, ein Fall ist eindeutig Clematis und entwickelt sich ganz gut, heilt aber nicht vollkommen, dann gebt das entsprechende neue Mittel weiter, um die Heilung herbeizuführen.»[28]

Peter Damian bezieht aus diesem Grund lediglich die zwölf von Bach zuerst entdeckten Blüten (die «zwölf Heiler») in die astrologische Methode ein. Die sechsundzwanzig anderen Blüten bezeichnet Damian als Ergänzungsmittel. Sie sollen rein nach Indikation eingesetzt werden.

In meinem System entsprechen die «zwölf Heiler» den Kommunikationsblüten und lassen sich ebenfalls nach dem System Damians astrologisch errechnen. Da jedoch jede dieser Blüten mit zwei weiteren korrespondiert, lassen sich somit zweiunddreißig Blüten – von mir «innere Blüten» genannt – in die astrologische Diagnose einbeziehen. Es muß lediglich überprüft werden, ob sich der Patient bereits in der Phase der Kompensation oder Dekompensation befindet.

Die fünf «äußeren Blüten» werden benötigt bei Einwirkungen oder Folgen äußerer Einflüsse und lassen sich somit nicht in das astrologische Konzept einbeziehen.

Die Basisblüte wird rein nach Indikation und damit unabhängig von anderen Blüten und astrologischen Gegebenheiten eingesetzt.

Peter Damian zieht für seine astrologische Diagnose sieben Kriterien heran:

1. *Die Sonne.* Ihre Stellung bei der Geburt symbolisiert die Grundzüge der Persönlichkeit. Sie steht für Selbstbewußtsein, Selbstbehauptung, Zielbestimmtheit, Durchsetzungsvermögen, individuelle Lebenskraft, Tatkraft und entspricht unserer männlichen, aktiven Seite.

2. *Der Aszendent* symbolisiert unsere Individualität und steht für das «Ich». Er zeigt unser Temperament und damit auch die Art und Weise, wie wir unsere Probleme lösen und die Aufgaben, die uns das Leben bietet, angehen.

Der Aszendent zeigt jenen Grad der Ekliptik an, der im Augenblick der Geburt am Osthorizont aufsteigt. Da alle zwei Stunden ein neues Tierkreiszeichen aufsteigt, lassen sich aus dem Aszendenten wesentlich individuellere Aussagen über die Persönlichkeit machen als durch die Sonne, die ihre Position in den Tierkreiszeichen nur monatlich ändert.

3. *Der Mond* repräsentiert unsere Gefühlswelt, unsere Sehnsüchte und unsere Leidenschaften. Er symbolisiert unsere weibliche, passive Seite und damit auch das Unbewußte.

Edward Bach schrieb hierzu in dem Artikel *Zwölf Heiler:* «Das Geheimnis des Lebens besteht darin, unserer Persönlichkeit treu zu sein und Einmischungen von äußeren Einflüssen nicht zu dulden.

Unsere Persönlichkeit erkennen wir aus der Stellung des Mondes bei unserer Geburt. Die Gefahren der Einmischungen finden wir in den Planeten. Aber die Astrologen heben die Planeten zu sehr hervor; wenn wir bei unserer Persönlichkeit bleiben, uns selbst treu sind, dann brauchen wir uns nicht vor planetaren oder äußeren Einflüssen zu fürchten. Die Heilmittel helfen uns, zu unserer Persönlichkeit zu stehen.»[29]

4. *Der Merkur* symbolisiert unser mentales Temperament, d. h. unsere intellektuellen Fähigkeiten, unseren Verstand. Er verkörpert sowohl rationales Erfassen und logisches Denken als auch Wißbegier, Begeisterung und alle Zielsetzungen, die mehr vom Verstand geprägt sind.

Peter Damian schreibt über diesen Planeten: «Merkur gibt Hinweise auf das eigene Gedankenmuster, ein wichtiger Faktor für die mentale Verfassung, für die die Blüten eingesetzt werden.»[30]

5. *Der Saturn* verkörpert das menschliche Bedürfnis nach Schutz und Sicherheit. Zu diesem Zweck werden Begrenzungen gesetzt, die uns jedoch auch einschränken und dadurch das Leben erschweren können. Somit wird der Saturn zum Symbol der Beschränkung, Begrenzung und damit auch der Zeit. Er zeigt uns unsere Schwachpunkte und Hindernisse auf unserem Lebensweg.

Auch Angst wird in Verbindung mit dem Saturn gebracht, da Einengung und Eingrenzung unserer Freiheit automatisch Angst erzeugen.

6. *Das erste Haus* als Symbol des «Ich» (es beginnt beim Aszendenten) zeigt die Grundanlagen des Menschen sowohl auf der mentalen Ebene (z. B. Charakteranlagen, Willensstärke) als auch auf der körperlichen (z. B. Gestalt und Aussehen des physischen Körpers, Konstitution und Körperfehler).

7. *Der Herrscherplanet des Aszendenten.* Er läßt sich aus folgender Tabelle ablesen:

Tierkreiszeichen	*Herrscherplanet*
Widder	Mars
Stier	Venus
Zwilling	Merkur
Krebs	Mond
Löwe	Sonne
Jungfrau	Merkur
Waage	Venus
Skorpion	Pluto/Mars
Schütze	Jupiter
Steinbock	Saturn
Wassermann	Uranus/Saturn
Fische	Neptun/Jupiter

Für die Horoskopberechnungen gibt es inzwischen viele preisgünstige Computerprogramme. Programme, die auch auf Home-Computer passen, liefert die Firma:
Astrosoft
Rainer Kohlwald
D-7794 Wald
Zum Nachschlagen der Längen- und Breitengrade empfiehlt sich z. B. das Buch *Die geographischen Positionen Europas* von Grimm/Hoffmann/Ebertin. Wer sich nicht mit der Horoskopberechnung belasten will oder keinen Computer besitzt, kann sich sein Horoskop von einem der zahlreichen Astro-Dienste erstellen lassen. Bereits fertig ausgewertete Bach-Blütenanalysen sind erhältlich bei:
Bach-Blüten-Astro-Analysis
Postfach 3511
D-8520 Erlangen

Die Technik der astrologischen Diagnose ist relativ einfach. Man entnimmt aus dem Horoskop den Aszendenten und die Tierkreiszeichen, in denen sich die Sonne, der Mond, der Merkur, der Saturn und der Herrscherplanet des Aszendenten befinden.

Befindet sich im *1. Haus* irgendein Planet, der nicht im gleichen Tierkreiszeichen wie der Aszendent steht, wird das betreffende Tierkreiszeichen mit hinzugenommen.

Musterhoroskop

Zur Auswertung wird lediglich die Datentabelle verwendet. Eine Horoskopzeichnung ist nicht erforderlich. Auf diese Weise erspart es sich der astrologische Anfänger, astrologische Zeichen und Symbole zu erlernen.

Die Zahlen in Klammern geben die Positionen im jeweiligen Haus an. In der Berechnung wurden, wie in der astrologischen Psychologie üblich, Koch-Häuser verwendet.

Name: Fritz Muster
Geburtsdatum: 25. April 1951
Geburtsuhrzeit: 17.30 Uhr
Geburtsort: Frankfurt/Main
Länge: 8° 41′
Breite: 50° 07′
Häuser: Koch

Aszendent:	13° 40′	Waage	
Sonne:	4° 40′	Stier	(7)
Mond:	27° 2′	Schütze	(3)
Merkur:	3° 48′	Stier	(7)
Venus:	12° 12′	Zwillinge	(9)
Mars:	11° 18′	Stier	(7)
Jupiter:	0° 55′	Widder	(6)
Saturn:	26° 28′	Jungfrau	(12)
Uranus:	6° 11′	Krebs	(9)
Neptun:	17° 43′	Waage	(1)
Pluto:	17° 25′	Löwe	(11)
Mondknoten:	16° 43′	Fische	(6)

Nach der siebenstufigen Auswertung von Peter Damian ergibt sich folgendes:

1. Sonne: im Stier
2. Aszendent: in der Waage
3. Mond: im Schützen
4. Merkur: im Stier
5. Saturn: in der Jungfrau

6. Im *1. Haus* befindet sich der Neptun. Da dieser aber im gleichen Tierkreiszeichen wie der Aszendent steht, brauchen wir ihn nicht noch einmal zu berücksichtigen.
7. Herrscher des Aszendenten ist Venus: im Zwilling

Ergebnis: Stier, Waage, Schütze, Jungfrau, Zwilling

Die entsprechenden Blütenmittel dieser fünf Tierkreiszeichen sind somit das Ergebnis der astrologischen Diagnose.

Die Zuordnung der Bach-Blüten zu den einzelnen Tierkreiszeichen nach Peter Damian lautet wie folgt:

«Widder:	Impatiens
Stier:	Gentian
Zwillinge:	Cerato
Krebs:	Clematis
Löwe:	Vervain
Jungfrau:	Centaury
Waage:	Scleranthus
Skorpion:	Chicory
Schütze:	Agrimony
Steinbock:	Mimulus
Wassermann:	Water Violet
Fische:	Rock Rose»[31]

Als Ergebnis in unserem Beispiel kämen folgende Kommunikationsblüten in Frage: Gentian, Scleranthus, Agrimony, Centaury und Cerato.

Verfährt man rein nach den Anweisungen Damians, werden alle fünf Mittel gegeben, unabhängig davon, ob sie der Ratsuchende als für ihn zutreffend akzeptiert oder nicht. Damian begründet diese Vorgehensweise damit, daß niemand völlig ehrlich zu sich selbst ist, das Horoskop jedoch in jedem Falle die Wahrheit spricht und deshalb objektiver zu werten ist als die Aussagen der Betreffenden.

Werden noch andere Blüten (aufgrund der Befragung) benötigt, gibt man diese in eine separate Flasche und nimmt sie im Wechsel mit der astrologischen Mischung, z. B. die eine Mischung vor dem Essen, die andere danach.

Hierbei spielt es, nach P. Damian, keine Rolle, wenn der Betreffende – entgegen den Anweisungen des Dr. Edward Bach Centre – mehr als sechs bis sieben verschiedene Blüten gleichzeitig einnimmt. Häufig sind nach dieser Methode sogar zehn bis zwölf Blütenmittel notwendig.

Ich habe längere Zeit mit dieser Methode gearbeitet und kam zu folgenden Resultaten: Gab ich die astrologische Mischung zu der bisher (aufgrund der Befragung) verordneten Mischung hinzu, kam es zu einer deutlichen Wirkungsverstärkung. Häufig berichteten die Patienten auch von sehr intensiven Träumen, wie sie zuvor nicht in diesem Ausmaß auftraten.

Wandte ich die astrologische Mischung allein an – ohne gleichzeitige Gabe der vom Patienten als notwendig empfundenen Blütenmittel –, passierte entweder überhaupt nichts, oder es kam zu unangenehmen Reaktionen (z. B. zu einer Verstärkung der bisherigen Symptome oder dem Gefühl eines inneren Aufgewühltseins). Die ursprünglichen Beschwerden besserten sich jedoch nicht. Ausnahmen waren Fälle, bei denen eines oder mehrere der astrologisch diagnostizierten Blütenmittel auch beim Gespräch gefunden wurden.

Diese Reaktionen ließen zunächst nur den einen Schluß zu, daß die astrologische Mischung eine Art Katalysator darstellt, der die Wirkung anderer Blütenkombinationen verstärkt bzw. Therapieblockaden beseitigt. Gibt man den «Katalysator» allein, kommt es lediglich zu Reaktionen, denen aber keine Besserung der Symptome folgt.

Zu einem ganz anderen Ergebnis führt die Arbeit mit den Schienen. Vergleicht man nämlich die nach astrologischen Gesichtspunkten verordneten Blüten mit den aufgrund der Symptome verordneten, so stellt man folgendes fest:

1. Einige der aufgrund des Horoskops gefundenen Blüten wurden auch durch die Befragung diagnostiziert.
2. Bei einigen der aufgrund der Symptome verordneten Blüten handelt es sich um die zu den astrologisch ermittelten zugehörigen Kompensations- oder Dekompensationsblüten. Sie gehören also der gleichen Schiene an.
3. Zu manchen astrologisch gefundenen Blüten wurden vom Betreffenden keine weiteren Blüten dieser Schiene als zutref-

fend angesehen. Die entsprechende Blüte selbst paßt ebenfalls nicht.
4. Zu manchen im Gespräch gefundenen Kompensations- oder Dekompensationsblüten ist die zugehörige Kommunikationsblüte nicht aus dem Horoskop ersichtlich.

Zu 1. Hierzu bedarf es keines Kommentars, außer daß es selten vorkommt. Wäre es die Regel, ließe sich die langwierige Befragung in der Tat durch das Horoskop (mit Computer dauert die Auswertung insgesamt fünf Minuten) ersetzen.

Zu 2. Dies ist der Idealfall. Das Horoskop zeigt die tieferliegende seelische Ursache der momentanen Probleme. Diese ist dem Betreffenden – wie wir bereits bei der Beschreibung der einzelnen Kommunikationsblüten gesehen haben – häufig nicht bewußt. Außerdem ist der Leidensdruck meist erst in der Phase der Kompensation oder Dekompensation so hoch, daß der unbewußte innere Konflikt dem Betreffenden als Problem bewußt wird.

Zu 3. Trifft die astrologisch gefundene Blüte nicht zu, so ergibt sich – nimmt man die astrologischen Aussagen als Tatsache an – nur eine einzige Schlußfolgerung: Dieses (astrologisch postulierte) Problem ist nicht akut. Folglich gibt es auch keinen Grund, diese Blüte bei aktuellen Problemen trotzdem einzusetzen, sie ist höchstens Ballast.

Zu 4. Offensichtlich läßt sich das Leben nicht komplett vorausberechnen. Schließlich können wir dank unseres freien Willens in unser Schicksal eingreifen und sowohl scheinbar Unvermeidbares abwenden als auch uns selbst neue Lektionen aussuchen. Gerade an unserem freien Willen scheitert jegliche dogmatische Anwendung der Astrologie. Trotzdem kann sie eine wertvolle Hilfe in der Hand eines Therapeuten sein, hält er sich an diese «Spielregeln».

Vor allem bei kleineren Kindern, wo eine Befragung nicht möglich und man allein auf die Beobachtungen der Eltern angewiesen ist, kann die astrologische Auswertung oft die entscheidenden Hinweise liefern. Manchmal stellt sich dabei auch die Frage, wer hier eigentlich mit wem Probleme hat – die Eltern mit dem Kind oder das Kind mit den Eltern?

Für mich ist die astrologische Psychologie eine Hinweisdiagnostik, ähnlich der Augendiagnostik in der Naturheilkunde. Sie zeigt die seelischen Anlagen eines Menschen, die Stärken, die Schwächen und die daraus möglichen Konflikte und Auseinandersetzungen. Sie zeigt – bildhaft gesprochen –, welche Pferde wir im Stall haben. Es ist aber unsere eigene freie Entscheidung, welches dieser Pferde wir reiten möchten.

Aus diesem Grund sollte man sich bei einer astrologischen Blütendiagnose immer fragen: Welche Lektion will der Betreffende *jetzt* lernen? Welche der im Horoskop sichtbaren Seelenkonzepte lebt er *im Augenblick?*

Die Astrologie zeigt Hintergründe auf, doch gibt das Gespräch mit dem Patienten nach wie vor die Hauptkriterien für die Auswahl der Blüten an. Die Astrologie zeigt uns aber – und ich glaube, daß dies ihren hauptsächlichen Wert darstellt –, wo wir genauer hinschauen müssen und verhindert somit, Wesentliches zu übersehen.

Einen Hinweis gab Edward Bach selbst: Die Stellung des Mondes ist seiner Meinung nach von zentraler Bedeutung. Meine eigenen Beobachtungen konnten dies bestätigen. Meistens zeigt sich das Hauptproblem aus der Stellung des Mondes und/oder des Aszendenten. Die Stellung der Sonne ist – anders als man vermuten würde – meist von geringerer Bedeutung.

In meiner Praxis hat es sich am besten bewährt, die astrologische Auswertung *vor* der Befragung vorzunehmen und das Ergebnis in den Auswertungsbogen einzutragen. Auf diese Weise werden gleich beim Gespräch Zusammenhänge sichtbar, und es besteht die Möglichkeit, bei diesen Punkten etwas gründlicher nachzufragen. Vor allem den zu den Positionen von Mond und Aszendent gehörenden Blüten ist größte Aufmerksamkeit zu widmen.

Die augenblicklich wichtigsten Lernchancen erkennt man darin, daß sich der Patient bereits in der Phase der Dekompensation befindet. Dies entspricht den Punkten 2 und 4.

Blüten, wie sie unter Punkt 3 beschrieben wurden, sollten unberücksichtigt bleiben. Ich bin der Meinung, daß grundsätzlich nur solche Blüten eingesetzt werden sollten, die der Betreffende auch als für sich zutreffend empfindet. Will man die obengenannten Blüten dennoch verwenden, bedarf dies eines besonderen Einverständnisses seitens des Patienten.

Lehnt ein Mensch eine für ihn passende Blüte ab, so ist er sich entweder des eigentlichen Problems nicht bewußt, oder er will diese Lektion nicht lernen. Da es uns nicht erlaubt ist, in den freien Willen eines Menschen einzugreifen, sollten wir ihm diese Blüten ohne seine Einwilligung auch nicht geben.

Sind die aktuellen Probleme abgeklungen und dafür keine weiteren Blütenmittel mehr erforderlich, kann man die unter Punkt 3 beschriebenen Blüten versuchsweise zum Zweck der Bewußtseinserweiterung einsetzen, falls dies erwünscht ist. Voraussetzung ist allerdings, daß man als Verordner davon überzeugt ist, daß diese Blüten passen. Allerdings sollte man hier sehr behutsam vorgehen, da es zu beachtlichen Reaktionen kommen kann. Immerhin werden jetzt Fehlhaltungen bearbeitet, die dem Betreffenden bislang nicht bewußt waren.

So kann man z. B. einem Menschen mit Merkur im Krebs durch die Blüte Clematis dazu verhelfen, mehr im Hier und Jetzt zu leben. Er hat vielleicht bisher gerne seinen Tagträumen nachgehangen, ohne daß ihm daraus Probleme irgendwelcher Art entstanden. Aus diesem Grund hielt er seine Phantasien für normal. Doch der Merkur im Krebs ist ein Hinweis darauf, daß für ihn die Möglichkeit besteht, seiner Arbeit mit wesentlich mehr Konzentration nachzugehen und die Realität viel klarer und bewußter wahrzunehmen.

Da durch die Einnahme von Clematis das Abdriften in Phantasien in unangenehmen Situationen wegfällt, kann es anfangs zu einer schmerzhaften Ernüchterung kommen, die unter Umständen kurzfristig sogar Depressionen nach sich ziehen kann. Wird Clematis dagegen bei jemandem eingesetzt, der unter seinen Phantasien leidet (weil er sich z. B. bei der Arbeit ständig dazu zwingen muß, bei der Sache zu bleiben, und dadurch sogar Kopfschmerzen bekommt), treten die oben beschriebenen Reaktionen nicht auf; statt dessen verspürt der Hilfesuchende eine deutliche Erleichterung.

Will man Bach-Blüten zur Bewußtseinserweiterung einsetzen, sollte man prinzipiell solchen Blüten den Vorrang geben, die die zu den bereits verordneten Kompensations- und Dekompensationsblüten zugehörigen Kommunikationsblüten darstellen, die bisher aber nicht eingesetzt wurden, da sie anscheinend nicht paßten. Diese Vorgehensweise ist sinnvoll, weil solche Blüten die (unbewußte) Ursache der bereits behandelten Beschwerden darstellen und deshalb mit Sicherheit indiziert sind.

Die astrologisch ermittelten Blüten wie unter Punkt 3 gehören aus diesem Grund – will man sie überhaupt verwenden – ganz an den Schluß einer Behandlung.

Richtig eingesetzt kann uns die Astrologie bei der Auswahl der richtigen Blütenheilmittel helfen. Jedoch sollten wir uns immer vergegenwärtigen, daß das Leben in letzter Konsequenz eine Schule darstellt und jede benötigte Blüte eine Lektion. Das Horoskop zeigt uns den individuellen «Lehrplan». Doch das Leben kann spontan neue Lektionen hinzunehmen, wenn die Umstände dazu günstig erscheinen. Die bereits gelernten Lektionen sind aus dem Lehrplan nicht ersichtlich. Doch je mehr wir an uns selbst arbeiten, desto weiter entfernen wir uns von unserem Horoskop.

G. Weitere Diagnoseverfahren

Bei der *Bioelektronischen Funktionsdiagnostik (BFD)* wird der Hautwiderstand bestimmter Akupunkturpunkte gemessen. In die Leitung zwischen Punktsonde und Gerät ist eine Aluminiumwabe geschaltet, in der sich Bohrungen zum Einbringen von Ampullen oder Medikamentenfläschchen befinden. Stellt man nun in den Meßkreis ein Medikament, so läßt sich aus der Veränderung des Hautwiderstandes feststellen, ob das jeweilige Mittel für den Patienten geeignet ist oder nicht. Das Verfahren ist jedoch nicht so einfach, wie es auf den ersten Blick erscheint, und erfordert sehr viel Erfahrung, um reproduzierbare Ergebnisse zu erhalten.

Beim *Touch for Health* handelt es sich um einen Muskeltest, bei welchem die Testperson einen Arm ausstreckt und mit aller Kraft nach oben drückt, während der Therapeut versucht, den Arm herunterzudrücken. Getestet wird so der Widerstand, den man einem äußeren Druck entgegensetzt.

Nimmt die Testperson nun ein Medikament in die Hand, so verändert sich der Widerstand. Je nachdem, ob das Mittel paßt oder nicht, kann der Betreffende dem Druck noch genauso gut oder weniger gut standhalten, da der Körper unbewußt auf die Schwingung der getesteten Substanz reagiert.

Bei *beiden* Methoden konnte ich beobachten, daß durch den Test meist nur die oberflächlichen Blütenmittel angezeigt werden. Der tiefenpsychologische Hintergrund, wie er bei der Auswertung anhand der Schienen gefunden wird, ist mit diesen mechanischen Meßverfahren nicht feststellbar. Was dem Patienten auf der Ebene seines Bewußtseins nicht bewußt ist, das «weiß» er auch nicht auf irgendeiner anderen Ebene seines Körpers. Es ist somit nicht möglich, diese Informationen durch – wie auch immer geartete – Meßmethoden vom Körper abzurufen.

Im übrigen halte ich es nicht für sinnvoll, Substanzen, die im seelischen Bereich wirken, allein aufgrund einer Messung einzusetzen. Das gleiche gilt auch für das *Auspendeln* der Blüten! Eine Manipulation in der Psyche, ohne daß dem Betreffenden die Konsequenzen dieser Manipulation bewußt sind, stellt einen massiven Eingriff in den freien Willen dar.

Aus diesem Grund ist eine Bach-Blütentherapie ohne ausführliche Befragung nicht denkbar. Dem Patienten muß aus dem Gespräch erst einmal bewußt werden, was er an sich selbst ändern möchte, bevor diese Veränderungen durch entsprechende Blütenmittel hervorgerufen werden.

Lediglich für den Anfänger können solche Diagnosemethoden, insbesondere das *Touch for Health, nach* der Befragung in akuten Fällen eine Hilfe sein, wenn er sich zwischen zwei Blüten nicht entscheiden kann. Ein Durchlesen der jeweiligen Blütenbilder kann jedoch meist ebenfalls Klarheit verschaffen, so daß es effektiver ist, die Zeit – anstelle zum Erlernen dieser Methoden – zum Studium der einzelnen Blütenbilder zu verwenden.

Einige Praktiker stellen die Blüten so vor dem Patienten auf, daß dieser die Etiketten nicht lesen kann, und bitten ihn darum, einige Fläschchen nach seinem spontanen Gefühl auszusuchen. Ich verwende diese Methode des *Intuitiven Ziehens* in meiner Praxis nicht, da sie meiner Ansicht nach die Bach-Blütentherapie in die Nähe des Kartenlegens rückt. Es ist der Seriosität einer Behandlungsmethode sicherlich nicht besonders dienlich, wenn sie sich (ungewollt) den Anstrich des Okkulten verleiht.

Kapitel VIII
Praxis der Bach-Blütentherapie

A. Auswertung und Hierarchisierung anhand der Schienen

Am einfachsten und übersichtlichsten läßt sich die Auswertung gestalten, wenn man die in Frage kommenden Blüten mit Markierungsstiften in den im Anhang abgedruckten Auswertungsbogen einträgt. Sinnvollerweise verwendet man drei verschiedene Farben, den drei folgenden Kategorien entsprechend:

1. Blüten, die der Patient als genau *zutreffend* ansieht.

2. Blüten, von denen er meint, daß sie nur *zum Teil* zutreffen oder solche, bei denen die entsprechenden Eigenschaften nicht besonders stark ausgeprägt sind.

3. Blüten, die der Betreffende als *nicht zutreffend* betrachtet, von denen der Behandler aber trotzdem der Meinung ist, daß sie passen. Blüten, die aufgrund der Organsprache in Frage kommen, gehören ebenso in diese Rubrik wie astrologisch gefundene. Ganz allgemein ist dies die Kategorie derjenigen Blütenkonzepte, bei denen der Verdacht besteht, daß sie dem Betreffenden gar nicht bewußt sind.

In den nachfolgenden Auswertungsschemata sind Blüten der ersten Kategorie kräftig gedruckt, der zweiten Kategorie kursiv und der dritten Kategorie normal.

Die Auswertung über die Schienen soll uns helfen, aus den gefundenen Blüten zunächst diejenigen auszuwählen, die als Einstieg in die Therapie in Frage kommen und die mehr die oberflächliche Seite des Problems abdecken. Gibt man nämlich eine Blüte für einen tieferliegenden seelischen Konflikt gleich am Anfang, so kann es zu unangenehmen Reaktionen kommen, insbesondere dann, wenn Unbewußtes aktiviert wird. Um das zu vermeiden, hält man sich am besten an das nachfolgende Hierarchisierungsschema. Es vereinfacht die Auswahl der Blüten, vor allem dann, wenn anscheinend sehr viele Blüten benötigt werden.

I. Erste Mischung

Sie sollte prinzipiell folgende Blüten enthalten:

1. *Star of Bethlehem.* Jeder von uns hat irgendwann einmal in seinem Leben einen seelischen Schock erlitten. Bereits die Geburt war für die meisten Menschen ein Schock, vor allem dann, wenn sie abgenabelt wurden, bevor sie zu atmen begannen, und dadurch zwangsläufig in Todesangst gerieten.

   Star of Bethlehem gehört deshalb unbedingt in jede erste Flasche, um eventuell vorhandene Blockaden von vornherein abzubauen. Sie gehört zu den «Äußeren Blüten».

2. Sämtliche in Frage kommenden anderen *Äußeren Blüten,* selbst wenn die von ihnen verkörperten Eigenschaften vom Patienten als nicht besonders stark ausgeprägt angesehen werden.

   Wie wir bereits eingangs gesehen haben, können tieferliegende seelische Konflikte erst dann verarbeitet werden, wenn das Bewußtsein nicht mehr durch Auseinandersetzungen mit äußeren Einflüssen in Anspruch genommen ist.

3. Die gefundenen *Dekompensationsblüten.*

   Da eine Gesamtzahl von sieben Blüten nicht überschritten werden sollte, muß man sich hier eventuell auf die wichtigsten beschränken.

Am Anfang sind mehrere Blüten zu geben. Meist wird man dabei bis zum Maximum von sieben gehen, um die betreffende Person aus der Phase der Dekompensation herauszuholen und auf die

Bearbeitung seines speziellen Problems vorzubereiten. Bei weiteren Mischungen wird die Zahl der verwendeten Blüten sukzessive reduziert.

Erscheinen auf Grund der Befragung extrem viele Blüten indiziert, so kann dies ein Hinweis auf Wild Oat sein. Kann sich der Patient aufgrund der Vielzahl der möglichen Blüten nicht entscheiden, welche bei ihm zutreffen, so gibt man in diesem Fall nur Wild Oat zusammen mit Star of Bethlehem und den (benötigten) «Äußeren Blüten», um die Zahl der verwendeten Blüten zunächst möglichst klein zu halten und die Situation aufzuklären.

Nach einer Einnahme von vier bis sechs Wochen reduziert sich bei erneutem Durchsprechen der Symptome die Zahl der in Frage kommenden Blüten dann meist erheblich.

II. Zweite Mischung

Nach etwa vier Wochen sollte überprüft werden, welche der gegebenen Blüten noch gebraucht werden. Dazu spricht man mit dem Patienten die von ihm am Anfang geschilderten Symptome noch einmal durch. Am besten liest man sie ihm in seinem eigenen Wortlaut vor. So erkennt er sich am leichtesten wieder.

Trägt man das Ergebnis nun mit Markierungsstiften in einen zweiten Auswertungsbogen ein, ergibt sich die Hierarchisierung für die zweite Mischung. Vergleicht man das Resultat mit dem ersten Auswertungsbogen, erhält man für die Behandlung eine Verlaufskontrolle.

Häufig läßt sich beobachten, daß sich auch Zustände bessern, für die überhaupt keine Blüten gegeben wurden. Das liegt daran, daß für den Betreffenden bereits die Einnahme der «Äußeren Blüten» und der Dekompensationsblüten eine enorme Erleichterung bedeutet. Das Bewußtsein kann sich jetzt mit inneren Konflikten und Situationen auseinandersetzen, für die es zuvor infolge des hohen Leidensdrucks blockiert war.

Aus diesem Grund sollten immer *alle* nach dem Erstgespräch in Frage kommenden Blütenmittel durchgesprochen werden und nicht nur die bisher eingenommenen. Die neue Mischung basiert auf dem *augenblicklichen Zustand.*

Anstelle der nicht mehr benötigten Blüten werden jetzt die nach der *neuen Auswertung* notwendigen Blüten gegeben. Häufig sind mehrere Schienen angezeigt. Man sollte sich jedoch zunächst auf das Hauptproblem und die dazu gehörenden Blüten beschränken. Man erkennt beides anhand folgender Kriterien:

1. Die Intensität einer Schiene zeigt sich daran, wie weit sich der Betreffende bereits in der Phase der Dekompensation befindet.

2. Im Gespräch werden diese Blüten als die am zutreffendsten bezeichnet. Hier besteht auch der größte Leidensdruck.

3. Die körperlichen Beschwerden geben Hinweise auf die am stärksten ausgeprägten seelischen Konflikte.

4. Die am stärksten gestörten Bach-Blüten-Hautzonen zeigen ebenfalls die am dringendsten gebrauchten Blüten an.

Bei diesen ein bis zwei, maximal drei Schienen behandelt man von oben nach unten, d. h., man gibt zunächst das Dekompensationsmittel, anschließend das Kompensationsmittel und am Schluß das Kommunikationsmittel.

Werden insgesamt nur wenige Blüten gebraucht oder ist eine Schiene sehr akut, so kann man auch zwei Blüten einer Schiene gleichzeitig einsetzen, entsprechend der angegebenen Reihenfolge.

Erscheint von einer Schiene lediglich die Kommunikationsblüte angezeigt, so kann man sie dazugeben, falls dieses Blütenkonzept stark ausgeprägt ist. Man muß also nicht insgesamt von oben nach unten therapieren, sondern lediglich innerhalb einer Schiene. Es können also bereits Kommunikationsblüten gegeben werden, bevor sämtliche Kompensationszustände bereinigt sind. Die Dekompensationsblüten sollten jedoch *alle* gegeben sein, bevor man tieferliegende Zustände angeht.

Larch kann, falls diese Blüte indiziert ist, bereits ab der zweiten Mischung gegeben werden. Meist wird man sie jedoch erst später einsetzen, da sie als Basisblüte oft den eigentlichen Hintergrund der Probleme darstellt und vor anderen akuteren Blüten zurücktreten muß.

III. Weiterer Behandlungsverlauf

Die jeweiligen Blütenkombinationen sollten zunächst im Abstand von vier bis sechs Wochen, wie oben beschrieben, überprüft und neu zusammengestellt werden. Sind die oberflächlichen Probleme abgeklungen, lassen sich die Abstände vergrößern, wenn sich an der Zusammensetzung der Mischungen nicht mehr viel ändert.

Die tieferliegenden Konflikte benötigen eine wesentlich längere Einnahme der Blüten, als dies bei akuten Beschwerden der Fall ist. Bei chronischen Problemen dauert es oft ein- bis eineinhalb Jahre, bis sie vollständig bereinigt sind.

Manche Therapeuten legen nach etwa drei Monaten eine Einnahmepause von zwei bis vier Wochen ein, um die schon gegebenen Mittel sich auswirken zu lassen und abzuwarten, ob sich die Besserung bereits stabilisiert hat. Die einnahmefreie Zeit zeigt ebenfalls, inwieweit sich der Betreffende auch ohne Blütenmittel zurechtfindet. In dieser Zeit kommen ihm häufig die noch benötigten Blüten deutlicher zu Bewußtsein.

Diese Einnahmepause ist sinnvoll, um die Situation zu klären, wenn der Patient anscheinend sehr viele verschiedene Blüten benötigt oder bereits diverse Blüten vergeblich probiert hat. Ansonsten halte ich sie nicht für unbedingt notwendig.

IV. Fallbeispiele

1. Beispiel

Dieser Fall wurde konstruiert, um die Vorgehensweise an einem einfachen Beispiel zu demonstrieren. Meist passen die Blüten untereinander nicht so schön zusammen wie hier, und man muß klar trennen, welche Blüten zu dem jetzigen Problem gehören und welche mit Situationen in der Vergangenheit zu tun haben und darum im Augenblick nicht relevant sind.

Nehmen wir an, durch die Auswertung hätten sich folgende Blüten ergeben (die Anordnung entspricht dem Schema des Auswertungsbogens im Anhang):

<table>
<tr><td colspan="2">Pine
Holly
Centaury</td><td colspan="2">Wild Rose
Willow
Gentian</td><td colspan="2">Impatiens</td></tr>
<tr><td colspan="6">Larch</td></tr>
<tr><td colspan="3">Walnut</td><td colspan="3">Gorse</td></tr>
</table>

Als Hauptproblem werden Schuldgefühle angegeben, außerdem mangelndes Durchsetzungsvermögen und ein Gefühl der Resignation in Situationen, in denen sich der Betreffende seiner Umgebung gegenüber nicht behaupten kann. Von seinen Mitarbeitern fühlt er sich ungerecht behandelt. Deshalb will er sich beruflich verändern. Er hat auch schon eine neue Stelle in Aussicht; es fehlt ihm aber der Mut, diesen Schritt zu wagen, obwohl ihn seine innere Ungeduld dazu drängt.

1. Mischung: *Star of Bethlehem, Walnut, Gorse, Pine, Wild Rose*

Bei erneutem Durchsprechen könnte sich folgendes ergeben: Der Wild-Rose-Zustand ist nicht mehr aufgetreten; die Walnut-Symptome haben sich insgesamt gebessert, bestehen aber in einer schwachen Form noch weiter. An den Schuldgefühlen hat sich noch nicht sehr viel geändert. Diese sitzen meist sehr tief.

2. Mischung: *Walnut, Pine, Holly, Willow, Impatiens*

Bei der Kontrolle nach vier Wochen ergibt sich vermutlich: Die Ungeduld hat sich nur minimal gebessert, dafür sind die Schuldgefühle jetzt weg.

3. Mischung: *Holly, Centaury, Impatiens, Larch, Gentian*

Acht Wochen später könnte das Bild wie folgt aussehen: Der Patient hat nun doch seine Arbeitsstelle gewechselt und kommt dort wider Erwarten gut zurecht. Es ist ihm (infolge der Gentian-Einnahme) inzwischen klargeworden, daß er bisher doch nicht alles so optimistisch gesehen hat, wie er bislang geglaubt hatte. Er ärgert sich auch nicht mehr so leicht. Was ihm noch zu schaffen macht, ist seine Unfähigkeit, einmal nein sagen zu können. Auch das Selbstvertrauen dürfte noch besser sein. Dafür ist seine Ungeduld mittlerweile verschwunden.

4. Mischung: *Centaury, Gentian, Larch*

Diese Mischung kann jetzt ohne weitere Kontrolle über einen längeren Zeitraum eingenommen werden, da sie die am tiefsten liegenden seelischen Konflikte des Betreffenden abdeckt. Sie ist sozusagen sein individuelles seelisches «Konstitutionsmittel».

2. Beispiel

Beim folgenden Beispiel wurden die Symptome weggelassen, da hier nur die Zusammenstellung der Blütenmischungen anhand der Auswertung über die Schienen gezeigt werden soll.

Die Befragung hatte folgendes Ergebnis gebracht:

<table>
<tr><td>Pine
Holly</td><td>Wild Oat
Vine
Cerato</td><td>Wild Rose
Willow
Gentian</td><td>Clematis</td></tr>
<tr><td>Crab Apple
Scleranthus</td><td>White Chestnut
Hornbeam
Vervain</td><td colspan="2">Beech
Chestnut Bud</td></tr>
<tr><td colspan="4">Larch</td></tr>
<tr><td colspan="2">Star of Bethlehem</td><td colspan="2">Gorse</td></tr>
</table>

Folgende Blüten wurden gegeben: *Star of Bethlehem, Gorse, Pine, Wild Oat, Wild Rose, Crab Apple, Chestnut Bud.*

Über die Bach-Blüten-Hautzonen wurden *Pine, Wild Rose* und *Star of Bethlehem* zusätzlich noch äußerlich in Form von Umschlägen angewendet.

Die Blütenmittel wurden – nach zwischenzeitlichen Kontrollgesprächen – dreieinhalb Monate in dieser Kombination eingenommen.

Anschließend ergab sich folgendes Bild:

Pine Holly	Vine	*Wild Rose* Willow **Gentian**
	White Chestnut **Hornbeam** **Vervain**	Beech *Chestnut Bud*
Star of Bethlehem	**Elm**	

Der Zustand hatte sich insgesamt deutlich gebessert. Das Gefühl der Verzweiflung (Gorse) war völlig verschwunden. Dafür trat jetzt aufgrund einer äußeren Situation ein akuter Elm-Zustand auf.

Es fällt auf, daß sich der Holly- und der Vine-Zustand gebessert hatten, obwohl diese Blüten selber nicht gegeben worden waren, lediglich die dazugehörenden Dekompensationsblüten. Dieses Phänomen läßt sich häufig beobachten und zeigt den Zusammenhang der Blüten innerhalb einer Schiene. Wird durch die Gabe bereits einer Blüte eine Erleichterung verschafft, so reagieren oft auch die anderen Blütenzustände dieser Schiene mit.

Die nachfolgende Mischung sah folgendermaßen aus:

Star of Bethlehem, Elm, Willow, Wild Rose, Hornbeam, Vervain, Chestnut Bud.

White Chestnut und Beech wurden nicht berücksichtigt, da diese Zustände lediglich latent vorhanden waren und im Augenblick kein Problem darstellten. Die am dringendsten benötigten Blüten waren Hornbeam und Vervain.

Im weiteren Therapieverlauf wird, falls keine äußeren Umstände andere Blüten erfordern, lediglich *Gentian* als weitere Blüte dazukommen. Ansonsten werden die nicht mehr benötigten Blüten weggelassen und somit die Zahl der verwendeten Blüten sukzessive reduziert.

3. Beispiel

Beim nächsten Fall werden die astrologischen Konstellationen ebenfalls mit angegeben, da sich interessante Übereinstimmungen zeigten. Es kamen aber auch Blüten in Frage, die nicht aus dem Horoskop ersichtlich waren. Als Hauptproblem wurden die durch die Centaury-Schiene verkörperten negativen Gemütszustände beschrieben:

Vervain **Agrimony** Sonne + Merkur	**Pine** **Holly** **Centaury** Saturn	*Cerato*	**Chicory** Herrscher des Aszendenten + Mond
Willow *Gentian*	**Olive**	**Scleranthus** Aszendent	Beech **Chestnut Bud**
Larch			
Star of Bethlehem		*Gorse*	

So verwirrend das Bild der erhaltenen Blüten auf den ersten Blick erscheinen mag – immerhin treffen sechzehn Blüten zu –, so einfach ist die Hierarchisierung mit Hilfe der Schienen:

1. *Alle* benötigten äußeren Blüten: *Star of Bethlehem, Gorse.*
2. *Alle* benötigten Dekompensationsblüten, sofern hierdurch die Gesamtzahl der verwendeten Blüten die Zahl sieben nicht übersteigt: *Pine, Beech.*
3. Kompensationsblüten in der Reihenfolge, in der sie der Patient als notwendig erachtet: *Holly, Olive, Willow.*

Die Basisblüte *Larch* kann von der zweiten Mischung an den dann noch verbleibenden Blüten zugefügt werden.

4. Beispiel

Unser letztes Beispiel zeigt wieder einen Fall, bei dem siebzehn

Blüten, d. h. fast jede zweite, in Frage kommen. Die Auswertung über die Schienen hilft in solch einem Extremfall, ein System in dieses «Chaos» zu bringen und für die Therapie eine klare Linie zu finden.

Die Befragung ergab folgende Blüten:

Pine *Holly* **Centaury**	**Wild Oat** Cerato	Cherry Plum **Agrimony**
Wild Rose *Willow* *Gentian*	White Chestnut Hornbeam *Vervain*	Mustard **Impatiens**
Star of Bethlehem		*Walnut*

Das Hauptproblem wurde durch die Centaury-Schiene charakterisiert. Hier befand sich auch bei der astrologischen Auswertung die Position des Mondes.

Verordnet wurde die folgende Mischung: *Star of Bethlehem, Pine, Wild Oat, Wild Rose, Cherry Plum, Mustard.*

Drei Monate später ergab sich folgendes Bild:

Pine **Holly** Centaury	Wild Oat Cerato	Agrimony
Wild Rose Gentian	 *Vervain*	Impatiens
Star of Bethlehem		**Walnut**

Hier haben sich, wie wir auch bereits beim zweiten Beispiel gesehen haben, ebenfalls durch die Gabe von Dekompensationsblüten darunterliegende Zustände gebessert, ohne daß entsprechende Blüten gegeben wurden.

Daß sich der Walnut-Zustand verschlechtert hat, liegt vermutlich daran, daß diese Blüte nicht gegeben wurde, obwohl sie eine äußere Blüte darstellt und eigentlich Priorität hätte. Durch die Einnahme der Blüten ist psychisch etwas in Bewegung gekommen, und die oberflächlichen Symptome machen sich, wenn sie nicht behandelt werden, verstärkt bemerkbar. Der Holly-Zustand hat sich durch die Gabe von Pine verstärkt. Dies liegt daran, daß die Schuldgefühle nachgelassen haben und eine gewisse «Enthemmung» auftritt. Dieses Phänomen konnte ich öfter beobachten. Es zeigt an, daß jetzt Holly gegeben werden sollte.

Als zweite Mischung wurden nun folgende Blütenmittel verordnet: *Star of Bethlehem, Walnut, Pine, Wild Rose, Wild Oat, Holly.*

Zwei Monate nach der Einnahme der neuen Blütenkombination wurden nur noch die Blütenkonzepte von Holly und Star of Bethlehem als stark, Vervain als mittelstark ausgeprägt angesehen. Die anderen Zustände hatten sich aufgelöst oder bestanden nur noch unterschwellig.

Dieser Fall zeigt, daß sich durch konsequente Anwendung der Schienen die Zahl der zutreffenden Blüten systematisch reduzieren läßt und man zuletzt auf einige wenige Blüten kommt, die dann das seelische «Konstitutionsmittel» ergeben. Dieses sollte über einen längeren Zeitraum gegeben werden.

Man darf sich nicht irritieren lassen, wenn in der Literatur Beispiele mit ein bis drei Blüten geschildert werden. Hier wurden vermutlich nur die auffälligsten Symptome verwendet. Vielleicht wurden aber auch bewußt solche Beispiele herausgegriffen, um das Symptombild einer bestimmten Blüte zu veranschaulichen.

Bei einer ausführlichen Befragung ergeben sich jedoch meist acht bis zwölf Blüten. Die beiden letzten Fallbeispiele waren Extremfälle, die zeigen sollten, wie durch konsequente Anwendung der Schienen auch scheinbar «schwere Fälle» relativ leicht zu lösen sind. Bei allen in Frage kommenden Blüten sollte man sich immer fragen: «Warum benötigt der Betreffende gerade diese Blüte?» Möglicherweise deckt sie nur die oberflächliche Seite des Problems ab, und die eigentliche Ursache liegt wesentlich tiefer.

Die Bach-Blütentherapie verlangt – nimmt man ihren Anspruch, uns wieder in Kontakt mit unserem höheren Selbst zu bringen, ernst – eine *vollständige Aufarbeitung und Verarbeitung der jeweiligen Probleme.*

B. Zubereitung und Dosierung der Blütenmittel

I. Mischungen für chronische Beschwerden

In ein 30 ml Arzneifläschchen werden je drei Tropfen einer Blüte – bei Rescue Remedy sechs Tropfen – aus der entsprechenden Stockbottle gegeben. (Eine Gesamtzahl von sieben Blüten sollte nicht überschritten werden.) Anschließend gibt man zur Haltbarmachung etwas Alkohol (Schnaps, Brandy, Weingeist oder medizinischen Alkohol) dazu und füllt die Flasche mit stillem Mineralwasser auf. Bei stark calciumhaltigem Wasser kann es zu Ausfällungen kommen, deshalb sollte man beim Kauf auf den Mineralstoffgehalt achten. Das Verhältnis von Wasser zu Alkohol sollte etwa ¾ zu ¼ betragen. Bei hochprozentigem Alkohol kommt man mit weniger aus.

Bei Kindern läßt sich die Alkoholmenge reduzieren, wenn die Mischung häufiger frisch angesetzt wird. Bei Alkoholikern sollte man auf den Alkoholzusatz gänzlich verzichten und lieber eine wesentlich kürzere Haltbarkeit der Mischung in Kauf nehmen.

Wie alle Naturheilmittel sollten die Blütenmittel auf keinen Fall im Kühlschrank aufbewahrt werden. Ebenso sind direkte Sonnenbestrahlung und starke elektromagnetische Felder zu vermeiden. Die Blüten sollte man deshalb nicht auf den Fernseher oder auf Lautsprecherboxen stellen.

Von dieser Mischung nimmt man 4 × täglich 2–4 Tropfen. Die erste Einnahme erfolgt am besten morgens nüchtern, die zweite vor dem Mittagessen, die dritte vor dem Abendessen und die letzte unmittelbar vor dem Schlafengehen. Man kann ruhig je nach Bedarf höher dosieren oder die Blüten häufiger einnehmen. Edward Bach schreibt über die Dosierung: «Es kommt nicht so sehr darauf an, die Mengenangaben ganz genau einzuhalten, da keines dieser Heilmittel auch nur den geringsten Schaden zufügen kann, selbst wenn man es in großen Mengen einnähme – wenngleich wenig schon ausreicht.»[32]

Viele entwickeln mit der Zeit selbst ein Gespür dafür, wie oft und wie viele Tropfen sie benötigen. Manchmal fühlen diese Menschen auch, wann der Zeitpunkt gekommen ist, die Mischung zu ändern, indem sie plötzlich eine instinktive Abneigung gegen die Einnahme der Blüten verspüren.

Bei sensiblen Personen läßt sich auch die Dosis reduzieren, falls zu starke Reaktionen auftreten. Notfalls verdünnt man die Tropfen in einem Glas Wasser und läßt davon ein- bis zweimal täglich einen Schluck trinken.

II. Zubereitung bei akuten Beschwerden

Man gibt in solchen Fällen zwei Tropfen, bei Rescue Remedy vier Tropfen, aus der Stockbottle auf ein Glas Wasser. Davon läßt man den Patienten viertelstündlich bis halbstündlich einen Schluck trinken – in extremen Situationen sogar alle fünf Minuten. Rescue Remedy kann man bei Notfällen direkt aus der Stockbottle pur auf die Zunge geben. Ich gebe es in der Praxis beim Kollaps sofort nach dem Kreislaufmittel, da es dem Betroffenen relativ schnell die Angst nimmt, die in solchen Situationen meist auftritt.

Die «Äußeren Blüten» eignen sich ebenfalls sehr gut für eine Einnahme in Form dieser Wasserverdünnung. Elm z. B., vor Prüfungen oder Wettkämpfen schluckweise getrunken, verhindert oft ein Blackout, gegebenenfalls in Zusammenhang mit Rescue Remedy und Olive. Falls mangelndes Selbstvertrauen vorliegt, sollte evtl. zusammen mit anderen noch benötigten Blüten Larch über längere Zeit in der normalen Zubereitung genommen werden. Da Probleme mit dem Selbstvertrauen meist sehr tief sitzen, reicht eine kurzfristige Einnahme vor der belastenden Situation nicht aus. Rescue Remedy und Olive werden jedoch jeweils nur *vor* dem Wettkampf genommen.

Ebenfalls in der Wasserverdünnung ist Star of Bethlehem unmittelbar nach seelischen Schocks oder Enttäuschungen besser geeignet als die normale Zubereitung, den Zustand möglichst rasch zu beenden. Meist gibt man hier jedoch statt dessen Rescue Remedy, weil darin noch weitere Notfall-Blüten, wie z. B. Rock Rose gegen Panik, enthalten sind.

Walnut hilft bei Veränderungen im Leben, besonders wenn Zeit im Verzug ist, in Form der Wasserverdünnung ebenfalls wesentlich schneller. Manche Behandler teilen die gefundenen Blüten in chronische und akute ein und geben letztere prinzipiell in Form der Wasserverdünnung.

III. Weitere Einnahmeformen

1. Äußerliche Anwendung in Form von Umschlägen oder Salben

Bach-Blüten können auch lokal angewendet werden. Für *Umschläge* gibt man je Blüte zwei Tropfen auf ein viertel Glas Wasser und tränkt damit ein Tuch. Die Mischung sollte für jede Anwendung neu angesetzt werden. Auch ist es ratsam, für diesen Zweck Wegwerftücher zu verwenden, da bei offenen Ekzemen und Wunden unter Umständen Krankheitskeime auf das Tuch übertragen werden können, in jedem Fall aber die disharmonische energetische Information.

Zur Anwendung als *Salbe* gibt man je Blüte zwei Tropfen pro 10 g Salbengrundlage. Als Ausgangsstoff eignet sich sowohl neutrale Salbengrundlage als auch jede fertige Creme. Zusätze von ätherischen Ölen oder anderen Stoffen beeinträchtigen die Wirkung nicht. Längeres Einrühren verteilt die Blütenmittel gleichmäßig in der Salbe. Rescue Remedy ist als Salbe bereits fertig erhältlich. Bei Verbrennungen gibt man Rescue Remedy entweder als Salbe oder auch pur auf die Haut. Eine Blasenbildung wird dadurch in vielen Fällen verhindert und die Heilung beschleunigt.

Bei Hautausschlägen kommen folgende Blüten in Frage:

Crab Apple	– zur Reinigung
Holly	– bei Entzündungen, Juckreiz
Cherry Plum	– beim Zwang, sich zu kratzen
Pine	– gegen evtl. auftretende Schuldgefühle, falls sich der Patient blutig kratzt. (Im übrigen ist Pine die zu Holly gehörende Dekompensationsblüte. Bei den anderen Blüten handelt es sich ohnehin um Dekompensationsblüten.)

Bei extremen körperlichen Reaktionen, wie z. B. Hautausschlägen und Allergien, werden meist Dekompensationsblüten und «Äußere Blüten» (hauptsächlich Star of Bethlehem) benötigt.

2. *Bach-Blüten-Bad*

Für ein Bad werden einige Tropfen aus der Stockbottle in die Badewanne gegeben. Beliebt ist die Blüte Olive als Erfrischungsbad. Erschöpfungszustände infolge mentaler Überarbeitung lassen an ein Hornbeam-Bad denken.

Bei Hautausschlägen kann man, als Ergänzung zu den innerlich gegebenen Blüten, einige Tropfen Crab Apple ins Badewasser geben. Badezusätze beeinträchtigen die Wirkung der Bach-Blüten nicht.

3. *Augentropfen*

Bach-Blüten lassen sich auch in Form von Augentropfen anwenden. Hier ist jedoch einiges zu beachten, um eine Infektion des Auges zu verhindern.

Es dürfen nur sterile Augentropffläschchen verwendet werden. Diese sind in jeder Apotheke erhältlich. Als Trägerlösung ist ausschließlich isotonische Kochsalzlösung zu verwenden, am besten aus Stechflaschen für Injektionszwecke. Die Abfüllung erfolgt mit sterilen Einmalspritzen. Alkohol darf auf keinen Fall zur Haltbarmachung zugesetzt werden, da er die Augen reizt. Statt dessen muß peinlichst darauf geachtet werden, daß die Pipette die Augen nicht berührt. Die Lösung ist haltbar, wenn sie nicht durch äußeren Kontakt infiziert wird. Von den jeweiligen Blüten setzt man je zwei Tropfen zu. Bewährt hat sich Star of Bethlehem bei Verletzungen des Auges und bei Augenbindehautentzündung.

Manche Behandler setzen Bach-Blüten-Augentropfen auch bei Kurz- und Weitsichtigkeit ein. Ergebnisse liegen mir keine vor, jedoch ist ein Erfolg denkbar. Der amerikanische Arzt Dr. Bates konnte nachweisen, daß nicht nur die Pupille, sondern das gesamte Auge zur Adaptation fähig ist und oft eine Brille nach längerem Augentraining weggelegt werden kann. (Nachzulesen in Harry Benjamin: *Ohne Brille bis ins hohe Alter,* Bauer Verlag.)

4. Nasenspray

In dieser Form lassen sich die Blüten ebenfalls verwenden. Auch hier darf kein Alkohol verwendet werden, da dieser die Nasenschleimhaut reizt. Es empfiehlt sich wie bei den Augentropfen eine isotonische Kochsalzlösung. Man kann die Blüten aber auch bereits fertigen (möglichst biologischen) Nasentropfen beimischen.

Bei Schnupfen kommen in Frage:

Crab Apple	– zur Reinigung
Holly	– bei Reizung der Nasenschleimhäute; man ist gereizt; man hat «die Nase voll»
Star of Bethlehem	– wegen evtl. auslösender Traumas, z. B. kalte Luft, Zugluft, Abkühlung
Olive	– bei Abwehrschwäche infolge Überarbeitung
Pine	– gegen Schuldgefühle, weil man andere durch das ständige Niesen und Schneuzen stört.

Bei Heuschnupfen wäre noch zusätzlich an folgende Blüten zu denken:

Beech	– aufgrund der Allergie
Cherry Plum	– wegen des unwiderstehlichen Zwangs zum Niesen.

Ich darf hier noch einmal betonen, daß sich Bach-Blüten nicht aufgrund von Krankheitssymptomen verordnen lassen. Die vorgeschlagenen Blüten ergeben sich zwar aus der Organsprache, jedoch sollten sie immer mit dem Patienten durchgesprochen und individuell angewendet werden. So kann sich z. B. hinter einem scheinbar banalen Schnupfen ein tiefsitzender innerer Konflikt verbergen – der Betreffende ist chronisch «verschnupft», vielleicht sogar verbittert. Die körperlichen Symptome sind der Versuch des Körpers, den verdrängten seelischen Konflikt mit Hilfe der Organsprache bewußt zu machen.

5. Tragefläschchen

Manche Behandler lassen den Patienten die Blütenmischung zur Verstärkung der Wirkung in einem Umhängefläschchen am Körper tragen.

Man kann einzelne Blüten auch in Minibehältern (in Kramläden erhältlich für Setzkästen) auf die entsprechenden Hautzonen kleben, um bei therapieresistenten Problemen einen Dauereffekt zu erhalten.

Eine Flasche mit den Blüten nachts unters Kopfkissen zu legen ist ebenfalls eine sehr beliebte Anwendungsart. Oft wird hierbei über eine verstärkte Traumaktivität berichtet.

Den Anwendungsmöglichkeiten der Blüten scheinen bislang keine Grenzen gesetzt zu sein, und man kann seiner Phantasie freien Lauf lassen. Vielleicht bewähren sie sich auch zu Ohrspülungen bei entsprechenden Problemen, als Haartinktur, wenn einem vor Ärger die Haare ausfallen, oder gar als Einlauf bei Durchfall oder zur Darmreinigung.

Eine Anwendungsmethode hat sich jedenfalls nicht als lohnenswert herausgestellt: die Injektion. Da es sich bei den Blüten um eine rein energetische Information handelt, spielt es keine Rolle, ob sie auf die Haut oder unter die Haut gebracht wird. Eine Einreibung pur auf die entsprechende Hautzone hat sich im Vergleich zu allen anderen Anwendungsmöglichkeiten als die wirksamste erwiesen.

C. Reaktionen auf die Einnahme

Manche spüren unmittelbar nach der Einnahme ein sofortiges Gefühl der Erleichterung. Dies tritt vor allem bei sehr sensiblen Menschen auf. Bei ihnen schreitet die Besserung oft sehr schnell voran.

In der Regel jedoch geht es innerhalb der ersten Wochen langsam, aber dennoch stetig aufwärts. Auch wenn sich die eigentlichen Beschwerden nicht sofort bessern, kommt es trotzdem relativ schnell zu einer spürbaren Besserung des Allgemeinbefindens und dem Gefühl, daß sich irgend etwas tut. Häufig macht sich eine positivere Einstellung gegenüber den bisher scheinbar unüberwindbaren Problemen bemerkbar.

In einigen Fällen kommt es zu einer *Erstverschlimmerung.* Sowohl körperliche Beschwerden als auch seelische Probleme können sich verstärken. Der Betreffende ist unter Umständen auch starken Stimmungsschwankungen ausgesetzt. Setzt man die Blüten ab, klingen diese unangenehmen Erscheinungen auch schnell wieder ab, so daß man Erstverschlimmerungen deshalb nicht zu fürchten braucht. Die Reaktion zeigt immerhin, daß psychisch etwas in Bewegung kommt, und ist somit positiv zu werten.

Hat sich der Zustand wieder einigermaßen beruhigt, gibt man die gleichen Blüten in einer schwächeren Dosierung weiter. Die Tropfenzahl sollte so gewählt werden, daß gerade keine Reaktionen mehr auftreten. Notfalls verdünnt man die Tropfen in einem Glas Wasser und läßt den Patienten ein- bis zweimal täglich davon einen Schluck trinken.

Besonders Mutige nehmen die Tropfen unvermindert weiter und stehen die unangenehmen Reaktionen bewußt durch, um daraus Erkenntnisse über sich selbst zu gewinnen. Verdrängte Gefühle kommen häufig wieder hoch, so daß der Betreffende erkennen kann, wodurch er «krank» geworden ist.

Treten die unangenehmen Reaktionen auch bei reduzierter Dosis wieder auf, so ist zu prüfen, ob nicht irgendeine wesentliche

Blüte in der Mischung fehlt. Ich konnte früher öfter beobachten, wie sich auf die Einnahme von Centaury vorhandene Schuldgefühle verstärkten. Dies ist verständlich, da man den Patienten durch die Gabe der Kommunikationsblüten noch weiter in die Dekompensation treibt. Arbeitet man nach den Schienen, lassen sich solche Reaktionen von vornherein vermeiden. Seit ich mit dieser neuen Methode arbeite, sind Erstverschlimmerungen sehr selten geworden.

Beim Arbeiten mit ausschließlich astrologisch zusammengestellten Blütenkombinationen kam es viel häufiger zu Erstverschlimmerungen, in einigen Fällen sogar zu relativ dramatischen psychischen Reaktionen.

I. Träume

Träume kommen aus dem Unterbewußtsein. Sie können symbolisch zeigen, was durch die Einnahme der Blüten in diesem, unserem Tagesbewußtsein nicht zugänglichen, Bereich passiert. Häufig kommt es durch die Blüten ohnehin zu einer verstärkten Traumaktivität, so daß viele von sich aus über ihre Träume berichten. Da aber Hinweisträume auf die Wirkung der Blüten meist bereits in der auf die erste Blüteneinnahme folgenden Nacht auftreten, sollte man die Patienten darauf aufmerksam machen und bitten, diese Träume aufzuschreiben. Meist zeigen die Träume an, welches Problem im Augenblick verarbeitet wird. Es bedarf keiner großen Kenntnisse in bezug auf Traumdeutung, um festzustellen, ob die jeweiligen Blüten passen oder nicht.

Wird ein Traum als deutlich unangenehm oder gar als bedrohlich empfunden, und wiederholt er sich, deutet dies auf ein Problem hin, das mit dieser Blütenkombination nicht angesprochen wurde. Häufig ist der Traum in seiner Symbolik so eindeutig, daß der Betreffende selbst erkennt, um welches Problem es sich handelt. Die Ermittlung der entsprechenden Blüte ist dann auch nicht mehr schwer.

Taucht in einem solchen Traum eine Person auf, die den Träumenden tadelt, so kann es sich um Pine (der Tadel erzeugt Schuldgefühle) oder um Larch (infolge Betroffenheit) handeln.

Verfolgungsträume zeigen an, daß der Träumende im realen

Leben vor irgend etwas davonläuft. In einem Gespräch läßt sich klären, worum es sich dabei handelt. Läuft der Betreffende ständig vor unangenehmen Situationen davon, könnte dies als Hinweis auf Chestnut Bud verstanden werden.

Schreckliche Träume symbolisieren, daß unbewußte Inhalte als bedrohlich angesehen werden. Die entsprechende Blüte wäre Cherry Plum. Auch an Rock Rose (bei Panik) und an Aspen (bei unheimlichen Angstgefühlen) könnte man hier denken. Treten schreckliche Träume jedoch *als Folge* der Blüteneinnahme auf, kommt eigentlich nur Cherry Plum in Betracht.

II. Blockaden

Manchmal bleibt der Behandlungserfolg aus, obwohl die Blüten anscheinend richtig gewählt sind. J. Evans gibt in ihrem in den *Bach-Newsletters* veröffentlichten Beitrag dazu als in Frage kommende Gründe folgende Möglichkeiten an:

1. «Krankheit als Lernchance
2. Unpassender Zeitpunkt
3. Der Kranke möchte seine Krankheit behalten
4. Vorsätzliche Ablehnung
5. Zu wenig Ausdauer»

Zu 1.

Manchmal stellt eine Erkrankung den Versuch des Körpers dar, den Kranken zu einer Änderung seiner Lebensumstände zu zwingen. Begeht dieser jedoch seine Fehler weiter – arbeitet er z. B. immer noch zuviel oder geht auch weiterhin spät ins Bett, steht morgens sehr früh auf und trinkt viel Kaffee, um sich aufzuputschen –, so ist eine Heilung nicht möglich.

Zu 2.

Der Kranke hat noch nicht die ganze Lektion seiner Krankheit gelernt. So trinkt er z. B. keinen Kaffee mehr, geht aber nach wie vor spät ins Bett. Erst wenn er seinem Körper auch die notwendige

Ruhe gönnt, werden die infolge des Schlafmangels entstandenen Beschwerden wie Müdigkeit, Kopfschmerzen, innere Spannungszustände etc. verschwinden.

So läßt sich z. B die Blüte Olive nicht dazu mißbrauchen, um noch mehr Raubbau mit seiner Gesundheit zu betreiben.

Zu 3.

Es gibt Menschen, die aus innerer Unzufriedenheit oder Langeweile ständig einen Therapeuten benötigen. Sind die bisherigen Beschwerden abgeklungen, produzieren sie je nach Bedarf neue Symptome. Meist sind es relativ unklare Beschwerden; mal tut es hier weh, mal dort, und immer leidet der Betreffende furchtbar unter seinen Wehwehchen.

Für Therapeuten werden diese Patienten häufig zu einem Alptraum, da ein wirklicher Fortschritt der Behandlung nie abzusehen ist. Sie gleicht dem Abschlagen der Köpfe einer Hydra, und man gewinnt immer mehr den Eindruck, daß es dem Patienten nicht um die Heilung seiner «Leiden» geht, sondern lediglich um die durch die Behandlung erhaltene Zuwendung.

Das einzige, was in solchen Fällen Aussicht auf Erfolg hat, ist die Blüte Heather, vorausgesetzt, der Betreffende ist bereit, sie einzunehmen.

Es kommt sogar vor, daß ein Patient überhaupt nicht gesund werden möchte. Er kommt unter Umständen gar nicht aus eigenem Antrieb, sondern wird von den Angehörigen regelrecht in die Praxis geschoben. In diesen Fällen dient die Behandlung nur als Alibi gegenüber den Angehörigen.

Es ist ebenfalls die Tatsache zu bedenken, daß *jede Krankheit Vorteile irgendwelcher Art mit sich bringt.* So braucht man unter Umständen nicht mehr zu arbeiten, bekommt dazu noch das Essen ans Bett gebracht, und plötzlich haben die Angehörigen wieder Zeit für einen, was vorher nicht der Fall war. Man hat auch wieder Zeit für sich selbst und kann endlich in dem Buch weiterlesen, das man wegen wichtigerer Dinge weglegen mußte; und wenn man es sich so recht überlegt, lassen sich dafür ein bißchen Schmerz und etwas Unannehmlichkeit gerne in Kauf nehmen.

Bei jeder Krankheit besteht die Möglichkeit, eine Bilanz von

Vor- und Nachteilen zu erstellen. Je nachdem, ob Soll oder Haben überwiegt, läßt sich abschätzen, wie hoch die Chance besteht, ganz schnell wieder gesund zu werden.

Zu 4.

Der Betreffende will einfach nicht glauben, daß solche feinstofflichen Heilmittel helfen können. Da sich sein Unterbewußtsein gegen die Schwingungen der Blüten wehrt, ist eine Heilung auch nicht möglich.

Zu 5.

Fast jeder Kranke hat ein Lieblingssymptom, und wenn dieses nicht sofort verschwindet, bezeichnet er die Behandlung als Mißerfolg.

Aus diesem Grund ist es sinnvoll, bei einer erneuten Konsultation nach allen Symptomen zu fragen, die beim Erstgespräch angegeben wurden. Oft kommt es innerhalb von vier bis sechs Wochen nach Beginn der Einnahme der Blüten zu einer deutlich spürbaren Besserung, so daß man davon ausgehen kann, daß die Behandlung insgesamt anschlägt.

Bei jahrelang bestehenden Beschwerden oder seelischen Problemen muß man schon etwas mehr Geduld mitbringen. In der Naturheilkunde besagt eine alte Faustregel, daß eine Krankheit so viele Monate benötigt, um zu verschwinden, wie sie Jahre gebraucht hat, um sich zu entwickeln.

Ansonsten gibt es in der Bach-Blütentherapie für besonders Eilige die «Ungeduldstropfen» (Impatiens)!

III. Schwierigkeiten mit der Umgebung

Im Verlauf der Behandlung kann es manchmal zu Problemen mit der Umgebung des Behandelten kommen, denn sie ist durch sein verändertes Verhalten infolge der Einnahme der Blüten direkt mitbetroffen. So wird beispielsweise eine Centaury-Vine-Partnerschaft nicht mehr wie vorher funktionieren, wenn der schwächere der beiden Centaury einnimmt. Der Vine-Partner muß sich auf die neue Situation einstellen, in der er seine Machtspiele nicht mehr fortsetzen kann, weil der Centaury-Partner jetzt mehr Willensstärke zeigt. Dieser wehrt sich nun gegen die Beeinflussung von außen und weigert sich, auch weiterhin den Fußabtreter des anderen zu spielen.

Der Partner legt dies zunächst negativ aus. Häufig klagen die Betroffenen dann: «Mein Ehepartner sagt, ich hätte mich durch die Blütentherapie so negativ verändert. Ich weiß zwar, daß ich auf dem richtigen Weg bin und mich von meiner Umgebung nicht auszunutzen lassen brauche, trotzdem bin ich verunsichert.»

Diese sogenannte «negative Veränderung», wie sie von der Umgebung empfunden wird, äußert sich z. B. dadurch, daß der Partner jetzt seine Stiefel selbst putzen muß, daß er die Bierflasche nicht mehr an den Fernseher gebracht bekommt und auf manche gewohnten Annehmlichkeiten seines Lebens, die bisher auf Kosten des anderen gingen, verzichten muß.

Hier ist es sehr wichtig, den Patienten nicht mit seinen Blütenmitteln alleine zu lassen, sondern ihm durch Rat und Tat in seiner Arbeit an sich selbst beizustehen, vor allem wenn es sich um Auseinandersetzungen in der beruflichen Sphäre handelt. Hier muß man sehr behutsam vorgehen, da die Arbeitskollegen oder gar der Chef meist kein Verständnis für die plötzlichen «Eskapaden» des zuvor so gutmütigen und hilfsbereiten Mitarbeiters haben. Läßt sich dieser nicht weiterhin ausnutzen, so müssen sie sich jetzt unter Umständen einen anderen «Dummen» suchen.

Dabei sollte man allerdings nicht vergessen, daß ihnen ihre egoistische Handlungsweise oft gar nicht bewußt ist. Die Situation hat sich möglicherweise erst mit der Zeit so ergeben. Der Centaury-Kollege hat durch seine übergroße Hilfsbereitschaft diese Verhaltensweise der anderen herausgefordert. Und da er sich bisher immer freiwillig für Überstunden anbot und dazu immer betonte, es mache ihm überhaupt nichts aus, auch noch den Feierabend im Büro zu verbringen oder auch einmal am Wochenende zu arbeiten, so überträgt man ihm im Laufe der Zeit prinzipiell diese Aufgaben.

Man kann sich vorstellen, wie schockiert die Betreffenden über das neue Verhalten ihres Kollegen sind, vor allem wenn diesem auf einen Schlag bewußt wird, in welchem Maße er bislang ausgenutzt wurde, und sich deshalb von heute auf morgen heftig dagegen wehrt. Ich habe selbst Fälle erlebt, wo innerhalb kürzester Zeit die ganze Familie oder auch das Büro umgekrempelt wurden. Ein Kollege berichtete mir, wie für den Sohn eines Patienten die bereits nach wenigen Wochen der Einnahme von Centaury gezeigte Willensstärke seines Vaters so unerträglich wurde, daß er sofort aus dem Elternhaus auszog.

Gerade in Auseinandersetzungen mit der Umgebung scheint die Centaury-Schiene eine zentrale Rolle zu spielen. Nach einer Statistik, die ich in meiner Praxis geführt habe, sind Centaury und Pine die *am meisten verwendeten* Blüten.

D. Selbstbehandlung – Möglichkeiten und Grenzen

Die Bach-Blütentherapie eignet sich wegen ihrer Einfachheit und Unschädlichkeit ideal zur Selbstbehandlung bei Alltagsbeschwerden, kleineren Unpäßlichkeiten und zur allgemeinen Vorbeugung gegen Krankheiten aller Art.

Anwendungsbeispiele für die Selbstbehandlung

- Prüfungsängste
- Reisebeschwerden
- Erster Schultag/erster Tag im Kindergarten
- Antritt einer neuen Arbeitsstelle
- Folgen von Überarbeitung
- Katergefühl und Verkrampfungen nach Nachtarbeit
- Nachwirkungen von Ärger
- Folgen von seelischen Verletzungen, Schocks
- Schuldgefühle nach eigenem Versagen
- sämtliche Indikationen von Rescue Remedy (siehe unten)
- Behandlung von Tieren und Pflanzen

I. Bewährte Blütenkombinationen

Examenstropfen (nach Julian Barnard):

«Gentian	– für Zweifel und Entmutigung
Elm	– für den vorübergehenden Verlust des Selbstvertrauens
Clematis	– für den verträumten oder abwesenden Zustand, den man oft antrifft
Larch	– kommt hinzu für das Gefühl der Unzulänglichkeit und des Versagens, während

White Chestnut	– die Konzentration fördert.»[33]

Kombination für den ersten Schultag/ersten Tag im Kindergarten:

«Honeysuckle	– gegen das ‹Heimweh nach Hause›
Mimulus	– gegen Unsicherheit und Furcht vor der neuen Situation
Walnut	– für den Wechsel in eine neue Lebensphase
Olive	– gegen die Erschöpfung, die durch den erhöhten psychischen Energieverbrauch in der neuen Situation entsteht.»[34]

Kombination gegen Reisekrankheiten (Seekrankheit oder Angst und Schwindelgefühle im Flugzeug):

«Scleranthus	– gegen Gleichgewichtsstörungen
Rescue Remedy	– gegen die allgemeine Aufregung»[35]

Kombination, um leichter mit dem Rauchen aufzuhören (eine begleitende Sucht-Akupunktur, wie sie von den meisten Heilpraktikern ausgeübt wird, ist als Ergänzung sinnvoll):

Agrimony	– gegen die Sucht
Cherry Plum	– gegen Zwangsverhalten (vor allem bei Kettenrauchern); gegen das Gefühl, ohne Nikotin durchzudrehen
Larch	– für mehr Selbstvertrauen
Centaury	– gegen Willensschwäche
Gentian	– gegen Zweifel am Gelingen
Walnut	– für die physische und psychische Umstellung

II. Indikationen von Rescue Remedy

- Verletzungen
- Verbrennungen (äußerlich angewendet)

- Unfälle (als Erste-Hilfe-Maßnahme bis zum Eintreffen des Arztes)
- vor und nach Operationen
- Schmerzen
- Ohnmacht
- Delirium (als Erste-Hilfe-Maßnahme bis zum Eintreffen des Arztes)
- Zahnarztbesuch
- Scheidungstermin
- Folgen von schlechten Nachrichten
- Trauerfälle
- Streitigkeiten
- Zusammenbruch nach Überarbeitung
- Schlaflosigkeit infolge Streß, wenn «überdreht»
- nach einem Horrorfilm

Wenn keine genaue Diagnose vorhanden ist oder man nicht genau weiß, welche Blüte man geben soll, gilt für die Selbstbehandlung die Regel: «Im Notfall immer Rescue Remedy.» Die Anwendungsmöglichkeiten der Notfalltropfen stellen das Hauptindikationsgebiet der Selbstbehandlung dar. Gregory Vlamis beschreibt in seinem Buch *Die heilenden Energien der Bach-Blüten* (Aquamarin-Verlag) erfolgreiche Behandlungen mit Rescue Remedy an etwa 190 Fallbeispielen.

III. Vorbeugung gegen Krankheiten

Edward Bach schrieb hierzu: «Wie die Stimmungen uns auf die Behandlungsweise einer Krankheit hinweisen, so können sie uns auch als frühzeitige Warnung vor drohenden Beschwerden dienen und uns damit die Möglichkeit geben, den Angriff zum Stillstand zu bringen.

Klein-Tommy kommt von der Schule nach Hause und ist ungewöhnlich müde, schläfrig, reizbar, verlangt nach Zuwendung oder will vielleicht in Ruhe gelassen werden und so weiter. Er ist nicht ganz ‹er selbst›, wie wir das manchmal nennen. Dann kommen vielleicht nette Nachbarn und sagen: ‹Tommy brütet etwas aus, wartet nur ab!› Aber warum abwarten? Wenn Tommy nach seiner

Stimmung behandelt wird, ist er womöglich sehr bald nicht mehr ‹nicht ganz er selbst›, sondern ‹ganz der alte›, weil die Krankheit – welche auch immer –, die ihm drohte, nicht zum Ausbruch kommt, oder, falls sie tatsächlich ausbricht, in so leichter Form, daß sie kaum wahrnehmbar ist.

Das gilt für uns alle: *Vor fast allen körperlichen Beschwerden steht eine Zeit, in der wir uns nicht ganz fit oder ein wenig erschöpft fühlen. Zu diesem Zeitpunkt gilt es, unseren Zustand zu behandeln, wieder fit zu werden und zu verhindern, daß es zu Schlimmerem kommt.*»[36]

IV. Grenzen der Selbstbehandlung

Körperliche Beschwerden sollten durch einen Arzt oder Heilpraktiker abgeklärt werden, bevor man mit den Blüten Selbstversuche unternimmt, da sich hinter harmlosen Symptomen auch eine ernste Erkrankung verbergen kann. Schmerz ist ein Alarmsymptom des Körpers und sollte möglichst erst dann behandelt werden, wenn seine Ursache bekannt ist.

Bei manifesten Erkrankungen läßt sich die Bach-Blütentherapie problemlos mit jeder anderen Therapieform kombinieren. Die Wirkung anderer Medikamente, selbst homöopathischer Hochpotenzen, wird nicht beeinträchtigt. Bach-Blüten beschleunigen den Heilungsverlauf und intensivieren die Wirkung anderer Behandlungsmethoden. Sie wirken oft so ähnlich wie ein Katalysator.

Naturheilkundliche Medikamente sind, falls es die Schwere der Erkrankung zuläßt, prinzipiell allopathischen vorzuziehen, da letztere die Symptome auf der körperlichen Ebene häufig unterdrükken, während man bei der Bach-Blütentherapie bestrebt ist, sie auf der seelischen Ebene zu verarbeiten.

Ernsthafte seelische Probleme gehören in die Hand eines erfahrenen Therapeuten. Vor Selbstversuchen kann hier nur gewarnt werden, da in solchen Fällen große Erfahrung und sehr viel Fingerspitzengefühl erforderlich sind.

Tiefsitzende seelische Probleme und innere Konflikte lassen sich nicht in eigener Regie behandeln. Allein die Tatsache, daß niemand völlig ehrlich gegen sich selbst ist, bildet für das Auffinden der in Frage kommenden Blüten oft ein unüberwindliches Hindernis. Zwar bietet hier die Astrologie oft brauchbare Hinweise, jedoch müssen diese objektiv gewertet und in Bezug zu den augenblicklichen Beschwerden gebracht werden.

Die Wirkung der Blütenkombination selbst zu überwachen, die Reaktionen wie eventuelle Erstverschlimmerungen, Träume etc. richtig zu deuten, übersteigt die Möglichkeiten des einzelnen. Da, wie wir bereits gesehen haben, die Umwelt auf das veränderte Verhalten des Betreffenden reagiert, ist ein Gegenüber notwendig, das die gesamte Problematik aus einer gewissen Distanz heraus objektiv bewertet.

Die Erfahrung hat gezeigt, daß Personen, die ihre Blütenkombination mit Hilfe eines Therapeuten gefunden hatten, sich später selbständig mit Bach-Blüten weiterbehandeln konnten. So kurierten sie z. B. auch Erkältungskrankheiten, Schnupfen, Husten usw. erfolgreich mit Bach-Blüten. Dies war möglich, weil sie mittlerweile ihre eigene Motivation, ihre Stärken und Schwächen kannten und somit in der Lage waren, bei aktuellen Problemen ihre eigene Fehlhaltung zu erkennen.

Das Ziel einer Behandlung sollte immer sein, den Patienten später in die Selbständigkeit zu entlassen. Aufgabe eines Behandlers ist es, wie ein naturheilkundliches Sprichwort sagt, sich mit der Zeit überflüssig zu machen.

V. Behandlung von Tieren

Tiere sprechen außerordentlich gut auf eine Bach-Blütenbehandlung an. Da sich Tiere nicht über Worte mitteilen können, ist man allein auf seine Beobachtungsgabe angewiesen. Dies erfordert sehr viel Einfühlungsvermögen und Kombinationsfähigkeit.

Spielt z. B. ein Hund verrückt, seit sich sein Herrchen einen zweiten Hund zugelegt hat, handelt es sich vermutlich um Eifersucht. In diesem Fall wäre an Holly zu denken. Frißt er nicht mehr, seit ihn die Katze von nebenan gekratzt hat, wäre zur Überwindung des Schocks an Star of Bethlehem zu denken.

Zieht er selbst bei wesentlich kleineren Hunden den Schwanz ein, täte ihm zur Stärkung des Selbstbewußtseins Larch gut.

Behandlungsbeispiele:

Ein Papagei zog sich laut kreischend in die hinterste Ecke seines Käfigs zurück, sobald sich ihm jemand näherte. Nach mehreren Einnahmen von Rock Rose verlor er seine panische Angst und konnte sogar auf Menschen zugehen.

Ein Kollege berichtete mir: «Eine Patientin war längere Zeit bei mir in Behandlung, und ich beobachtete jedesmal, wenn sie in die Sprechstunde kam, daß sie einen verkratzten Handrücken hatte. Auf die Frage, was mit ihren Händen passiert sei, gab sie mir zur Antwort, der Kater Felix würde sie ständig kratzen und beißen. Dies geschehe allerdings nur, wenn sie die andere Katze streichle und danach den Kater Felix ebenfalls anfassen wolle. Nach geraumer Zeit, wenn sich die Situation beruhigt habe, sei er der anschmiegsamste Kater, und man könne ihm gar nicht böse sein, erzählte sie weiter.

Der Kater Felix wurde offensichtlich eifersüchtig, wenn er nicht als erster gestreichelt wurde. Er reagierte aggressiv und zerkratzte die Hände seines Frauchens. Später bekam er augenscheinlich Schuldgefühle und wollte sein Verhalten durch Zärtlichkeiten wiedergutmachen.

Die Patientin bekam den Ratschlag, die Blüten Holly und Pine in die tägliche Milch des Katers zu geben. Nach einer Woche kam sie freudestrahlend in meine Praxis und berichtete, der Kater sei wie umgedreht. Die Verwandlung wäre schon nach dem zweiten Tag der Einnahme vor sich gegangen. Sie zeigte voller Freude ihre Hände und sagte: ‹Der Kater hat überhaupt keine Aggressionen mehr gezeigt, im Gegenteil, er braucht im Moment überhaupt keine Streicheleinheiten von mir, denn er holt sie sich jetzt von der Katze, die er liebevoll umsorgt.› »

Da eine Behandlung von Tieren einige Erfahrung mit der Bach-Blütentherapie voraussetzt, sind für allererste Therapieversuche der Einfachheit halber die Notfalltropfen zu empfehlen. Die meisten akuten Probleme treten ohnehin nach Einwirkungen von außen auf, so daß hier die Notfalltropfen als Universalmittel selten ohne Wirkung bleiben.

«Charakterfehler» bei Tieren sind etwas schwieriger zu behandeln. Vielleicht gibt hier die inzwischen etwas in Mode gekommene Tier-Astrologie brauchbare diagnostische Hinweise. Interessant ist die Tatsache, daß Tiere häufig die gleichen Blüten wie ihre Besitzer benötigen. Da Tiere die Menschen imitieren, übernehmen sie offensichtlich auch deren Allüren.

VI. Behandlung von Pflanzen

Auch Pflanzen sprechen sehr gut auf eine Bach-Blütenbehandlung an. Hierzu werden ein bis zwei Tropfen je Blüte, direkt aus der Stockbottle, ins Gießwasser gegeben.

Spätestens seit den berühmten Backster-Versuchen in den 60er Jahren (Peter Tompkins/Christopher Bird, *Das geheime Leben der Pflanzen,* Fischer TB) ist bekannt und wissenschaftlich belegt, daß Pflanzen auch Gefühle haben. Da sich Pflanzen jedoch noch weniger mitteilen können als Tiere, ist man hier völlig auf Mutmaßungen angewiesen. Lediglich abgefallene Blüten und braun gewordene oder hängende Blätter zeigen an, daß der Pflanze irgend etwas fehlt.

Treten solche Probleme nach dem Umtopfen auf, kämen als Blüte für den Neubeginn Walnut und für den Umpflanzungsschock Star of Bethlehem in Frage.

Hat die Pflanze einen neuen Standort erhalten, könnte man ebenfalls an Walnut denken, falls sie sich in ihrer neuen Umgebung nicht zurechtfindet. Aber auch Honeysuckle wegen eventuellen Heimwehs käme in Betracht.

Manche Pflanzen reagieren beleidigt, wenn sie durch einen neuen Standort nicht mehr im Mittelpunkt stehen und dadurch weniger Zuwendung bekommen. Hier ist die Blüte Heather das Mittel der Wahl.

Treten Probleme auf, nachdem man vergessen hatte, die betreffende Pflanze zu gießen, ist an Star of Bethlehem als Blüte gegen den Schock, eventuell auch an Rock Rose für eine vielleicht vorhandene Todesangst zu denken. Erholt sie sich trotzdem nicht, käme Wild Rose wegen Resignation in Frage.

Crab Apple soll sich gegen Ungeziefer aller Art sehr gut bewährt haben.

Behandlungsbeispiele:

Eine Schefflera ließ ihre Blätter hängen, nachdem sie den Platz an der Balkontüre hatte räumen müssen. Sie bekam einen neuen Platz in der Nähe eines großen Fensters. Gleichzeitig mit ihr ließ auch eine Wachsblume auf dem Fensterbrett ihre Blätter hängen. Beide Pflanzen waren in einem völlig desolaten Zustand; meine Frau hatte sie bereits aufgegeben. Die Schefflera bekam Holly, da sie die Wachsblume offenbar beneidete, und einen eigenen Fensterplatz. Die Wachsblume erhielt Heather, da sie durch die Aggressionen der anderen Pflanze offensichtlich gekränkt war und ihre Blätter wahrscheinlich aus reinem Selbstmitleid hängen ließ. Beide Pflanzen erholten sich innerhalb weniger Tage.

Ein Kollege schrieb mir die folgenden beiden Fallbeispiele: «Als ich zu Praxisbeginn eine Palme geschenkt bekam, strahlte sie eine prächtige Gesundheit aus. Doch nach einer Weile verblaßte die Palme, und die Blätter fingen an zu welken. Es schien, als ob die Blätter von außen nach innen graue und braune Farben bekämen.

Ich erkundigte mich in einem Blumengeschäft, ob ich nicht irgend etwas falsch gemacht und dadurch der Pflanze Schaden zugefügt hatte. Doch dies wurde dort verneint. Daraufhin gab ich drei Tropfen Walnut in das Gießwasser, um die Gewöhnung an die neue Umgebung zu beschleunigen. Die Palme gesundete in kürzester Zeit und strahlt noch heute in ihrer Pracht wie am ersten Tag.

In einem Kosmetik-Studio stand eine wunderbare Jojoba-Palme, und alle Menschen, die sie sahen, bewunderten sie. Als jedoch eine andere Pflanze davorgestellt wurde und die Jojoba-Palme nicht mehr so deutlich auf den ersten Blick ins Auge fiel, verwelkten die Blätter fast schlagartig. Als man sie wieder nach vorne brachte, erholte sie sich wieder. Als Experiment stellte man sie wieder hinter eine andere Pflanze, gab ihr jedoch diesmal Holly und Heather ins Gießwasser. Es folgte keine negative Reaktion mehr wie beim ersten Mal, und sie zeigt sich noch heute in ihrem alten, strahlenden Aussehen, obwohl sie den hinteren Platz einnimmt.»

Da eine genauere Differenzierung der Blütenmittel einige Übung im Umgang mit den Bach-Blüten und auch etwas Intuition voraussetzt, empfiehlt sich für erste Versuche, wie bei der Behandlung von Tieren, die Gabe von Rescue Remedy.

Kapitel IX

Ausblick auf neue Möglichkeiten

Die Anwendung der Blüten über die Hautzonen wird – wie bereits im Vorwort angedeutet – das Thema des zweiten Bandes bilden. Sie stellt auch nicht die einzige mögliche Erweiterung dieser Behandlungsmethode dar.

Es scheint weitere erfolgversprechende Anwendungsmöglichkeiten der Bach-Blüten zu geben. Im Augenblick sieht es so aus, als hätten wir mit den «Neuen Therapien» nur eine Türe aufgestoßen; wir wissen noch nicht, was uns hinter dieser Türe alles erwartet. Momentan läßt sich noch nicht abschätzen, was mit den Blüten noch alles möglich sein wird. Eines hat sich jedoch bisher gezeigt: die neuen Anwendungsmöglichkeiten basieren alle auf den Schienen und lassen sich nur über diese Art der Auswertung anwenden.

Fragebogen

1. *«Wovor haben Sie Angst?»*
(Aspen, Mimulus, Rock Rose, Cherry Plum, Red Chestnut, Larch, Centaury, Crab Apple)

2. *«In welchen Situationen fühlen Sie sich unsicher?»*
(Cerato, Scleranthus, Wild Oat, Gentian, Gorse, Hornbeam)

3. *«Sind Sie manchmal unkonzentriert? Lassen Sie sich leicht von der Arbeit ablenken?»*
(Clematis, Honeysuckle, White Chestnut, Chestnut Bud, Wild Rose, Mustard, Olive)

4. *«Fühlen Sie sich manchmal einsam?»*
(Heather, Water Violet, Impatiens)

5. *«In welchen Situationen sind Sie beeinflußbar?»*
(Centaury, Walnut, Holly, Agrimony)

6. *«Wann waren Sie mutlos und verzweifelt?»*
(Star of Bethlehem, Sweet Chestnut, Willow, Crab Apple, Pine, Larch, Elm, Oak)

7. *«Machen Sie sich Sorgen um das Wohl anderer?»*
(Chicory, Vine, Beech, Vervain, Rock Water)

8. *«Wogegen sind Sie empfindlich?»*
(Mimulus, Larch, Pine, Vervain, Impatiens, Centaury, Gentian)

9. *«Woran müssen Sie öfters denken?»*
(Star of Bethlehem, Honeysuckle, Clematis, White Chestnut, Willow, Chestnut Bud, Red Chestnut)

10. *«Worüber können Sie sich ärgern?»*
(Holly, Centaury, Vervain, Rock Water, Beech, Impatiens)

11. *«Womit sind Sie unzufrieden?»*
(Chicory, Wild Oat, Vervain, Pine, Rock Water, Impatiens, Hornbeam, Water Violet)

12. *«Sind Sie öfter müde oder erschöpft? Was laugt Sie aus?»*
(Olive, Hornbeam, Elm, Oak, Centaury)

13. *«Können Sie sich von Herzen freuen?»*
Totalverlust an Lebensfreude:
(Holly, Willow, Wild Oat, Wild Rose, Gorse, Sweet Chestnut, Scleranthus, Pine, Crab Apple, Rock Water, Vervain, Star of Bethlehem, Gentian, Mustard, Water Violet, Agrimony, Hornbeam, Olive)

14. *«Sind Sie manchmal traurig und niedergeschlagen?»*
(Mustard, Gentian, Wild Oat, Gorse, Sweet Chestnut)

15. *«Sind Sie gegenüber Kleinigkeiten lässig oder eher übergenau, perfektionistisch?»*
– *nachlässig, schlampig:*
(Wild Rose, Wild Oat, Clematis, Chestnut Bud, Water Violet, Heather, Hornbeam, Mustard)
– *perfektionistisch:*
(Crab Apple, Vervain, Rock Water, Water Violet, Heather)

16. *«Macht es Ihnen etwas aus, wenn Sie warten müssen?»*
(Impatiens, Cherry Plum, Holly, Beech, Gentian)

17. *«Passiert Ihnen häufig der gleiche Fehler?»*
(Chestnut Bud, Clematis, Centaury)

18. *«Fühlen Sie sich anderen Menschen in irgendeiner Weise überlegen?»*
(Water Violet, Rock Water)

19. *«Neigen Sie zu Schuldgefühlen?»*
    (Pine, Crab Apple)

20. *«Kennen Sie Eifersucht? Neid?»*
    (Holly)

21. *«Fühlen Sie sich von irgend jemandem ungerecht behandelt?
    Gibt es jemanden, dem Sie nicht verzeihen können?
    Kennen Sie das Gefühl von Verbitterung?»*
    (Willow)

22. *«Fühlen Sie sich manchmal in irgendeiner Weise unrein?
    Stört Sie Schmutz?
    Ekeln Sie sich auf fremden Toiletten?»*
    (Crab Apple)

23. *«Fällt es Ihnen manchmal schwer, sich zu etwas zu entschließen?»*
    (Cerato, Scleranthus, Wild Oat, Walnut, Hornbeam)

24. *«Sind Sie eher ein Optimist oder ein Pessimist?»*
    (Gentian, Agrimony)

25. *«Haben Sie Selbstvertrauen?»*
    (Larch, Cerato, Centaury)

26. *«Wie setzen Sie sich gegenüber Ihrer Umwelt durch?
    Was tun Sie, wenn andere ganz anderer Meinung sind?
    Was würden Sie machen, wenn Sie etwas tun müßten, das Sie im Grunde Ihres Herzens ablehnen?»*
    (Vervain, Vine, Chicory, Impatiens, Rock Water)

27. *«Wie reagieren Sie auf unangenehme Dinge?»*
    – *Ärger:*
    (Holly, Centaury, Water Violet, Beech, Larch)
    – *Kummer:*
    (Heather, Star of Bethlehem, Agrimony, Gentian, Gorse)

28. *«Möchten Sie getröstet werden, wenn Sie traurig sind?»*
(Agrimony, Heather)

29. *«Lösen Sie Ihre Probleme lieber alleine oder mit anderen?»*
– *alleine:*
(Agrimony, Water Violet)
– *mit anderen:*
(Cerato, Heather)

30. *«Sind Sie ein guter Zuhörer?»*
(Heather)

31. *«Reißen Sie manchmal ein Gespräch an sich?»*
(Vervain, Heather, Impatiens)

32. *«Worüber machen Sie sich Sorgen?»*
(Heather, Red Chestnut, Chicory, Gentian)

33. *«Waren Sie schon einmal ohne Hoffnung?»*
(Gentian, Gorse, Sweet Chestnut, Wild Rose)

34. *«Haben Sie schon irgendwann einmal in Ihrem Leben aufgegeben, resigniert?»*
(Wild Rose)

35. *«Hatten Sie irgendwann einmal Erlebnisse, die Sie schockiert haben?»*
(Star of Bethlehem, Rock Rose)

36. *«In welchen Situationen sind Sie innerlich angespannt?»*
(Impatiens, Vervain, Agrimony, Oak, Rock Water, Cherry Plum, Beech)

37. *«In welchen Situationen reagieren Sie intolerant?»*
(Beech, Impatiens, Rock Water, Vervain, Heather, Holly)

38. *«Was stört Sie an sich selbst am meisten?*
Was möchten Sie an sich selbst ändern?»

Auswertungsbogen

Name: ____________________

Dekompensationsblüte	Sweet Chestnut	Pine
Kompensationsblüte	Vervain	Holly
Kommunikationsblüte	Agrimony	Centaury
Sternzeichen	Schütze	Jungfrau

Dekompensationsblüte	Oak	Mustard
Kompensationsblüte	Olive	Heather
Kommunikationsblüte	Impatiens	Mimulus
Sternzeichen	Widder	Steinbock

Basisblüte	

Äußere Blüten	Aspen	Elm

Wild Oat	Honeysuckle	Mustard	Wild Rose
Vine	Red Chestnut	Impatiens	Willow
Cerato	Chicory	Clematis	Gentian
Zwilling	Skorpion	Krebs	Stier

Cherry Plum	Crab Apple	White Chestnut	Beech
Agrimony	Rock Water	Hornbeam	Chestnut Bud
Rock Rose	Scleranthus	Vervain	Water Violet
Fische	Waage	Löwe	Wassermann

Larch

Gorse	Walnut	Star of Bethlehem

Anmerkungen

(1) Edward Bach: Ihr leidet an Euch selbst, 1931. Deutsch in Dr. Edward Bach: *Gesammelte Werke.* Grafing 1988, Aquamarin, S.152.
(2) Gregory Vlamis: *Die heilenden Energien der Bach-Blüten.* Grafing 1987, Aquamarin, S. 37.
(3) Ebd., S. 37.
(4) Mechthild Scheffer: *Bach Blütentherapie.* München 1981. Hugendubel, S.19.
(5) Mechthild Scheffer: *Bach Blütentherapie,* a. a. O., S.19f.
(6) Dr. med. Götz Blome: *Mit Blumen heilen.* Freiburg i. Br. 1986, Bauer, S. 78.
(7) Ebd., S.197.
(8) Edward Bach: *Blumen, die durch die Seele heilen.* München 1980, Hugendubel, S. 29.
(9) Julian Barnard: *Blüten für die Seele.* Wessobrunn 1987, Integral, S. 22.
(10) Dr. med. Thomas Verny: *Das Seelenleben des Ungeborenen.* München 1981, Rogner & Bernhard, S. 89.
(11) Edward Bach: *Blumen, die durch die Seele heilen,* a. a. O., S.133ff.
(12) Dr. med. Götz Blome: *Mit Blumen heilen,* a. a. O., S. 250.
(13) Philip M. Chancellor: *Das große Handbuch der Bach-Blüten.* Grafing 1988, Aquamarin, S.181.
(14) Mechthild Scheffer: *Bach Blütentherapie,* a. a. O., S.120.
(15) Dr. Edward Bach: *Gesammelte Werke,* a. a. O., S. 68.
(16) Dr. med. Götz Blome: *Mit Blumen heilen,* a. a. O., S. 266.
(17) Dr. Edward Bach: *Gesammelte Werke,* a. a. O., S. 66.
(18) Dr. med. Thomas Verny: *Das Seelenleben des Ungeborenen,* a. a. O., S. 84f.
(19) Thorwald Dethlefsen: *Schicksal als Chance.* München 1982, Goldmann, S. 223.
(20) Dr. med. Thomas Verny: *Das Seelenleben des Ungeborenen,* a. a. O., S.16.

(21) Dr. Edward Bach: *Gesammelte Werke,* a. a. O., S. 45.
(22) Dr. med. Götz Blome: *Mit Blumen heilen,* a. a. O., S. 192.
(23) Ebd., S. 256.
(24) Philip M. Chancellor: *Das große Handbuch der Bach-Blüten,* a. a. O., S. 273.
(25) Dr. med. Götz Blome: *Mit Blumen heilen,* a. a. O., S. 237.
(26) Thorwald Dethlefsen: *Krankheit als Weg,* a. a. O., S. 133.
(27) Dr. Edward Bach: *Gesammelte Werke,* a. a. O., S. 40 f.
(28) Ebd., S. 47.
(29) Ebd., S. 114.
(30) Peter Damian: *Astrologie und Bach-Blütentherapie.* Grafing 1986, Aquamarin, S. 92.
(31) Ebd., S. 94.
(32) Dr. Edward Bach: *Gesammelte Werke,* a. a. O., S. 88.
(33) Julian Barnard: *Blüten für die Seele,* a. a. O., S. 37.
(34) Mechthild Scheffer: *Bach Blütentherapie,* a. a. O., S. 275.
(35) Ebd., S. 276.
(36) Dr. Edward Bach: *Gesammelte Werke,* a. a. O., S. 25 f.

Literaturverzeichnis

Dr. Edward Bach, Blumen, die durch die Seele heilen, Hugendubel Verlag München.
Dr. Edward Bach, Gesammelte Werke, Aquamarin Verlag Grafing.
Dr. Edward Bach/Jens-Erik R. Petersen, Heile Dich selbst mit den Bachblüten, Knaur Taschenbuch München.
Julian Barnard, Blüten für die Seele, Integral Verlag Wessobrunn.
Dr. med. Götz Blome, Mit Blumen heilen, Bauer Verlag Freiburg i. Br.
Philipp M. Chancellor, Handbuch der Bach-Blüten, Aquamarin Verlag Grafing.
Peter Damian, Astrologie und Bach-Blütentherapie, Aquamarin Verlag Grafing.
Mechthild Scheffer, Bach Blütentherapie, Hugendubel Verlag München.
Mechthild Scheffer, Erfahrungen mit der Bach Blütentherapie, Hugendubel Verlag München.
Mechthild Scheffer, Selbsthilfe durch Bach-Blütentherapie, Heyne Taschenbuch München.
Gregory Vlamis, Die heilenden Energien der Bach-Blüten, Aquamarin Verlag Grafing.
Nora Weeks, Edward Bach, Hugendubel Verlag München.

Ergänzende Literatur:

Thorwald Dethlefsen, Krankheit als Weg, Bertelsmann Verlag München.
Thorwald Dethlefsen, Schicksal als Chance, Goldmann Taschenbuch München.
Bruce Davis und Genny Wright Davis, Liebe heilt, Christa Falk Verlag Planegg.
Friedrich W. Doucet, Traum und Traumdeutung, Heyne Taschenbuch München.

Bruno und Luise Huber, Astrologische Psychologie 2, Der Mensch und seine Umwelt, API-Verlag Adliswil/Zürich.
Dr. Gerald G. Jampolsky, Lieben heißt die Angst verlieren, Felicitas Hübner Verlag Waldeck-Dehringshausen.
Prentice Mulford, Unfug des Lebens und des Sterbens, Fischer Taschenbuch Frankfurt.
Sondra Ray, Schlank durch positives Denken, Kösel Verlag München.
Peter Tompkins/Christopher Bird, Das geheime Leben der Pflanzen, Fischer Taschenbuch Frankfurt.
Dr. med. Thomas Verny, Das Seelenleben des Ungeborenen, Verlag Rogner & Bernhard, München.
Frederic Vester, Phänomen Streß, Deutsche Verlags-Anstalt Stuttgart.

Alphabetisches Verzeichnis der einzelnen Blüten

Agrimony
Aspen
Beech
Centaury
Cerato
Cherry Plum
Chestnut Bud
Chicory
Clematis
Crab Apple
Elm
Gentian
Gorse
Heather
Holly
Honeysuckle
Hornbeam
Impatiens
Larch
Mimulus
Mustard
Oak
Olive
Pine
Red Chestnut
Rock Rose
Rock Water
Scleranthus
Star of Bethlehem
Sweet Chestnut
Vervain
Vine
Walnut
Water Violet
White Chestnut
Wild Oat
Wild Rose
Willow

Bezugsquellen der Bach-Blütenmittel

Die Blüten werden in England heute noch an den Original-Fundplätzen von Edward Bach gesammelt und nach seiner Methode hergestellt. Vom englischen Dr. Edward Bach Centre werden sie unter der Bezeichnung «Bach Flower Stock Concentrate» exportiert.

Die englischen Original-Blütenkonzentrate sind einzeln oder (wesentlich preisgünstiger) als komplettes Set erhältlich.

England:
Bach Flower Remedies Ltd.
Dr. Edward Bach Centre
Mount Vernon
Sotwell
Wallingford
Oxfordshire OX10 OPZ
England

Schweiz:
Die Blütenkonzentrate sind rezeptfrei in jeder Apotheke erhältlich oder direkt beim
Dr. Edward Bach Centre
Swiss Office
Alte Landstr. 57
CH-8700 Küsnacht (ZH)
Tel.: 01/9110911

Bundesrepublik Deutschland:
Die Blütenkonzentrate können über jede Apotheke von folgender Adresse bezogen werden:
Dr. Edward Bach Centre
German Office
Eppendorfer Landstr. 32
D-2000 Hamburg 20
Tel.: 040/461041

Österreich:
Eine Bestellung kann über das deutsche Bach Centre oder über folgende Adresse erfolgen:
Apotheke zum Schwan
Magister Doskar
Schottenring 14
A-1010 Wien

Holland:
Holland Pharma
Postbus 37
NL-AA 7240 Lochem
Holland
Tel.: 05730/2884

Belgien:
Aquila PVBA
Ch. de Beriostraat 2
B-3000 Leuven
Belgium
Tel.: 16 229501

Dänemark:
Camette
Lillebaeltsvej 47
DK-6715 Esbjerg
Denmark
Tel.: 05/183556

Frankreich:
M. Jean Revillion
«La Jonquille»
7 Route de Fournes
Escobecques
F-59320 Haubourdin
France
Tel.: 20/076397
oder:
M. F. Deporte
Lasserre s. a.
B. P. 15, Les Fougères
F-33650 Labrede
France
Tel.: 56/203366

Italien:
Guna
Via Staro 10
I-20134 Milano
Italia
Tel.: 039 2 2155107
oder:
Sanerbe s. r. l.
Via Kennedy
I-40069 Zola Predosa (BO)
Italia
Tel.: 051/754610

USA/Kanada:
Ellon (Bach U. S. A.) Inc.
P. O. Box 320
Woodmere
N. Y. 11598
USA
Tel.: 516 593 2206

Australien:
The Pharmaceutical Plant Company
P. O. Box 68
Bayswater Vic. 3153
Australia
Tel.: 03/762 85 77/85 22
oder:
Martin & Pleasance Wholesale Pty. Ltd.
P. O. Box 4
Collingwood Vic. 3066
Australia
Tel.: 419 97 33

Indien:
Health Services Society
Krishnamoorty
16/3 Varudhi Nagar
Srirangam
Trichy 620 006
India

Wie die Bach-Blütenheilmittel noch einfacher, schneller und wirkungsvoller eingesetzt werden können

Dietmar Krämer / Helmut Wild
NEUE THERAPIEN MIT BACH-BLÜTEN 2

Diagnose und Behandlung über die Bach-Blüten Hautzonen.
Mit einem topographischen Atlas
Leinen mit Schutzumschlag, 14 × 21 cm
Ca. 260 Seiten, ca. 160 Zeichnungen
ISBN 3-7157-0127-7

Den beiden sensitiven Autoren dieses Buches ist es gelungen, durch die Diagnose und Therapie über die neu gefundenen Bach-Blüten Hautzonen eine Behandlung mit den Blütenheilmitteln noch einfacher und wirkungsvoller zu machen, mit der auch Nichtsensitive erfolgreich arbeiten können, sei es im Heilberuf oder als Laie zur Selbsthilfe.

Jedem Bach-Blütenmittel lassen sich nämlich Zonen auf der Hautoberfläche zuordnen, da bei bestimmten Gemütszuständen Veränderungen in der energetischen Struktur auftreten, die oft von Schmerzen und Sensibilitätsstörungen begleitet werden. Die so gefundenen Bach-Blüten Hautzonen sind auf etwa 160 Zeichnungen genau lokalisiert. Die in Frage kommenden Blütenmittel lassen sich daher direkt vom Körper ablesen.

Durch Anwendung der entsprechenden Blüten in Form von Umschlägen direkt auf die gestörten Zonen läßt sich die Wirkung enorm steigern. Nicht nur negative Gemütszustände lassen wesentlich schneller nach als bei der Einnahme in Form von Tropfen, sondern auch bei körperlichen Beschwerden bessert sich der Zustand häufig unmittelbar nach Aufbringung der Blüten auf die Haut. So können seelische Probleme, z. B. Schuldgefühle, genau dort behandelt werden, wo sie sich körperlich manifestieren. Auch vorbeugende Behandlungen über die Hautzonen sind möglich.

Die Bach-Blütentherapie ist nicht nur eine wertvolle Seelenhygiene zur Harmonisierung der Psyche, sondern kann jetzt durch die Erkenntnisse zweier sensitiver Praktiker auch als eine eigenständige Behandlung körperlicher Beschwerden eingesetzt werden, wie es auch Edward Bachs Anliegen war.

«. . . in den dunkelsten Augenblicken der Gefahr und der Krise steht das Tor zum Leben oft weit offen!»

Richard Moss
KRANKHEIT – TOR ZUR WANDLUNG
Erweckung neuer Heilungsenergien durch die Macht der Transformation
196 Seiten, brosch.
ISBN 3-7157-0109-9

Der Autor, ein anerkannter und fundiert ausgebildeter Arzt, führt den Leser mit diesem Buch zu der überwältigenden Einsicht, daß gerade eine gefürchtete Krankheit oder eine bevorstehende Operation zum befreienden Tor zu größerer Bewußtheit und Lebendigkeit werden kann.

Er zeigt, daß Krankheiten nicht nur unliebsame Einbrüche in unseren wohlgeordneten Alltag sind, sondern, daß sie als oft stärkere Macht den Schlüssel zur Öffnung von neuen, höheren Dimensionen der Heilung anbieten. Es ist die göttliche Dimension der Ganzheit und Heiligkeit allen Lebens, jenseits von falschverstandenen Gefühlen und analysierenden Gedanken.

Richard Moss schildert die heilende Wirkung dieser Dimension an seinem eigenen Beispiel und am Beispiel von Menschen, die er vor schweren und lebensgefährlichen Operationen begleiten durfte. Er offenbart uns dabei Methoden, wie wir der Dimension der Ganzheit immer gegenwärtig sein können und wie wir uns im Augenblick sammeln und uns dem Leben ganz hingeben können. Kranksein kann so zu einer Feier des Lebens und zu einem großen Erlebnis der gänzlichen Hingabe und tiefen Friedens werden. Nicht nur dem Kranken, sondern auch dem Arzt, dem Pflegepersonal und den Angehörigen verhilft der Autor zu einem Bewußtseinssprung. *Alle* sind beteiligt und können eine tiefe Verbindung zur Ganzheit erfahren.

In diesem Buch gibt Dr. Moss sorgfältig erprobte meditative Übungen, die inspirieren und uns zu den eigenen, immer offenen Quellen der höheren Energien hinführen. Die Tore zu größerer Bewußtheit und Lebendigkeit öffnen sich z. B. in der Übung des Musikhörens oder Singens, wo man lernen kann, mit dem ganzen Körper zu vibrieren; in der Übung der Energie-Übertragung, die für Kranke und Gesunde große Heilungskräfte freisetzt – bis hin zur völligen Angst- und Schmerzbefreiung.

Denk- und Lebenshilfe zu den drängendsten Problemen und Nöten unserer Zeit

Richard Moss
DER SCHWARZE SCHMETTERLING
Zu den Wurzeln wahrer Lebendigkeit
Paperback 14 × 21 cm, ca. 320 Seiten
ISBN 3-7157-0130-7

Für alle spirituell-psychologisch Tätigen ist dieses Buch ein Spiegel: Radikal offen und klar fordert es den Leser auf und heraus, das Neue in ihm selbst zu erforschen, wo das Herz des Lebens berührt wird. Dieses erfahrbare Neue überschreitet bei weitem alle Vorstellungen und Hoffnungen, die man üblicherweise von einem besseren gesünderen und erfüllteren Leben hat.

An einer schwer krebskranken Frau zeigt der Autor überzeugend die totale Heilungskraft, die in der eigenen, nicht zugelassenen Lebendigkeit schlummert. Er berichtet von vielen solcher »Wunderheilungen« und läßt den Leser verstehen, wie sie zustande kommen, und wie jeder Mensch diese tiefe Öffnung und Erleuchtung erfahren kann.

Mit den Augen eines Erwachten und Heilers legt er das umwandelnde Potential der bekanntesten Therapien und spirituellen Lehren offen und untersucht Lebensprobleme wie die Erdung von übersensiblen Menschen, das Rauchen und der Gebrauch von Drogen, Krebs und Aids, das Verhältnis von Sex und Spiritualität, das Gebären als umwandelndes Ereignis für die Frau sowie das spirituelle Bewußtsein der Kinder etc.

Nicht zuletzt schenkt der Autor dem Leser seine bewährten Übungen und Rituale zur Energie-Lenkung: den Resonanzkreis und die Heilige Meditation, mit denen er sehr viele Menschen schon zu den Wurzeln wahrer Lebendigkeit geführt hat.

Dies Buch stellt nicht nur die Beschreibung des Pfades zum Erwachen einer radikalen energetischen Lebendigkeit dar, sondern ist auch eine Art modernes Lehrbuch des Bewußtseins, das in erleuchteter Weise Denk- und Lebenshilfe gibt in den drängendsten Problemen und Nöten unserer Zeit.